Manual da Cura Tibetana

Thomas Dunkenberger

Manual da Cura Tibetana

Manual Prático para Diagnóstico, Tratamento e Cura com Base na Medicina Natural Tibetana

Tradução
FLÁVIO QUINTILIANO

EDITORA PENSAMENTO
São Paulo

Título original: *Das Tibetische Heilbuch.*

Publicado mediante acordo com a Schneelöwe Verlagsberatung & Verlag, D-87648, Aitrang/ Alemanha.

Nota importante: A informação apresentada neste livro se baseia em pesquisa cuidadosa e é fornecida aqui conscienciosamente, de acordo com nossos melhores conhecimentos. Nem o Autor nem o Editor deste livro assumem qualquer responsabilidade por danos de qualquer tipo que possam ocorrer em decorrência da aplicação ou uso destas informações. A intenção deste livro é fornecer subsídios para a instrução e educação dos leitores interessados no assunto.

Layout da capa: Kuhn Graphik, Digitales Design, Zurique, Suíça.

Ilustrações internas: Peter Ehrhardt. Ilustração da página 5: Kuhn Graphik, Digitales Design, Zurique, Suíça.

Dados Internacionais de Catalogação na Publicação (CIP)
(Câmara Brasileira do Livro, SP, Brasil)

Dunkenberger, Thomas
Manual da cura tibetana : manual prático para diagnóstico, tratamento e cura com base na medicina natural tibetana / Thomas Dunkenberger ; tradução Flávio Quintiliano. — São Paulo : Pensamento, 2007.

Título original: Das Tibetische Heilbuch.
Bibliografia.
ISBN 978-85-315-1487-6

1. Cura 2. Medicina alternativa 3. Medicina tibetana 4. Saúde — Promoção 5. Sistemas terapêuticos I. Título.

07-0564 CDD-615.85

Índices para catálogo sistemático:
1. Medicina tibetana : Terapias alternativas : Ciências médicas 615.85

O primeiro número à esquerda indica a edição, ou reedição, desta obra. A primeira dezena à direita indica o ano em que esta edição, ou reedição, foi publicada.

Edição	Ano
1-2-3-4-5-6-7-8-9-10-11	07-08-09-10-11-12-13-14

Direitos de tradução para o Brasil
adquiridos com exclusividade pela
EDITORA PENSAMENTO-CULTRIX LTDA.
Rua Dr. Mário Vicente, 368 — 04270-000 — São Paulo, SP
Fone: 6166-9000 — Fax: 6166-9008
E-mail: pensamento@cultrix.com.br
http://www.pensamento-cultrix.com.br
que se reserva a propriedade literária desta tradução.

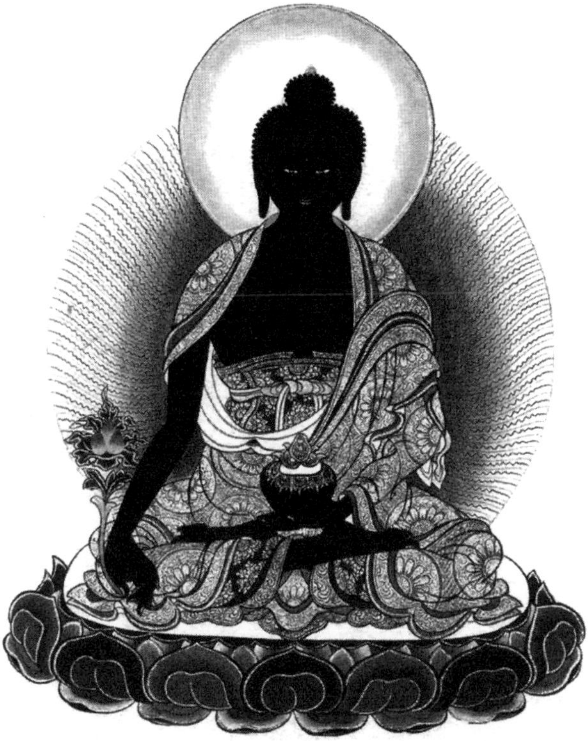

Todos os seres sencientes
podem e devem entrar em contato
com a energia curativa em seu interior,
como fonte natural de força
abundante e acessível a qualquer momento.

DEDICATÓRIA

Para Minha Querida Companheira
Heidi Mayrock

SUMÁRIO

Seção V

MEDIDAS TERAPÊUTICAS

AGRADECIMENTOS

Eu gostaria de expressar meus agradecimentos mais sinceros ao dr. Trogawa Rinpoche pela sua orientação espiritual. Sem sua energia benéfica, este livro não teria sido publicado. Do fundo do meu coração, quero agradecer ao meu professor e amigo, o dr. Barry Clark, por suas explanações valiosas. Como ninguém, ele sabe explicar a medicina tibetana com entusiasmo, senso de humor e mente aberta.

Também gostaria de agradecer ao Tara Rokpa Institute, no Mosteiro Samye Ling, assim como ao Professor Thubten Phuntsok, que leciona ali, por suas informações úteis. Além disso, agradeço sinceramente ao dr. Nel de Jong (Amsterdã), clínico especializado em medicina tibetana, e ao Professor dr. Pasang Yonten Arya (Milão) por sua colaboração.

Manteiga

A manteiga pode ser fabricada a partir do leite
porque contém a gordura necessária.
Não se pode fabricar manteiga com água.
O garimpeiro encontra ouro nas rochas, não nas árvores.
Do mesmo modo, tentar ser como Buda só tem sentido
porque a natureza búdica já existe em todos os seres vivos.
Se esse potencial não existisse,
todas as tentativas nessa direção
seriam perda de tempo.

Jamgön Kongtrul

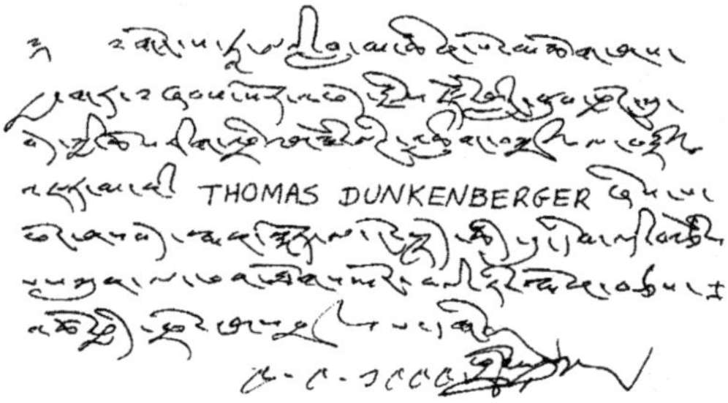

Preâmbulo

"Desde que Sua Santidade, o Dalai Lama, chegou à Índia, uma ponte sólida e um elo firme se estabeleceram entre a religião e cultura tibetanas e o mundo ocidental.

Assim surgiu o fundamento para a publicação deste livro de introdução à medicina tibetana por Thomas Dunkenberger.

Espero que este livro comprove sua utilidade e eficácia para o bem de todas as pessoas. Minhas esperanças e preces estarão voltadas nesse sentido."

9 de setembro de 1999
Dr. Trogawa Rinpoche
(Diretor dos Institutos de Medicina Tibetana Chakpori,
Darjeeling / Norte da Índia)

PREFÁCIO

— pelo dr. Pasang Yonten Arya —

Uma nova publicação sobre medicina tibetana é sempre bem-vinda. Foi com satisfação especial que li o presente livro de Thomas Dunkenberger, pois estou convencido de que ele tem utilidade e valor incomuns para os leitores ocidentais que gostariam de estudar seriamente a medicina tibetana, assim como para o público em geral. Thomas Dunkenberger estudou o budismo tibetano e a medicina tibetana por vários anos, sob a orientação de alguns dos lamas tibetanos mais eminentes. Além disso, ele traduziu para o idioma alemão várias obras sobre a medicina tibetana.

Em tempos remotos, a medicina tibetana se desenvolveu a partir da sabedoria natural do povo do Tibete. Mais tarde, os ensinamentos de Gautama Buda motivaram uma renovação desse corpo de conhecimento e propiciaram sua formulação definitiva. O cerne da espiritualidade budista e as explicações sobre as leis e a natureza das correlações psicofísicas deram cunho e orientação definitivas a esses antigos ensinamentos médicos.

O budismo tibetano ensina que a mente controla e regula o microorganismo. A mente também fornece o movimento essencial, isto é, a força dinâmica central que leva à formação das três "energias" ou "humores" (*nye pa*).

A partir dos três tipos inerentes de temperamento, do ponto de vista psicológico e emocional, surgem naturalmente as três "divisões" ou dimensões. Essas energias (ou humores) criam e regulam tanto o complexo psicofísico quanto o psicopatológico e são chamadas *rLung*, *mKhrispa* e *Badkan (Péken)* na medicina tibetana. Nas traduções ocidentais, são chamadas habitualmente de "Pneuma", "Bile" e "Fleuma".*

Certamente, este livro de Thomas Dunkenberger vai representar uma contribuição decisiva para uma compreensão mais profunda da venerável medicina tibetana.

Professor dr. Pasang Yonten Arya Tendi Sherpa
(Diretor do Novo Instituto Yuthok de Medicina Tibetana, Milão/Itália, e ex-professor e diretor do Instituto de Medicina Tibetana Mentsee-Khang, Dharamsala / Índia)

* A crença na existência de "humores", isto é, substâncias líquidas ou semilíquidas que existem no organismo humano, também pode ser encontrada em tradições ocidentais. Segundo o médico grego Galeno (131-200), o sangue, a fleuma, a bílis amarela e a bílis negra são substâncias de cujo equilíbrio depende a saúde física. A tradição mais antiga da medicina tibetana postula a existência de três humores: o Pneuma estaria situado na bacia e na cintura pélvica; a Bile, na parte média do tronco, sobretudo no fígado e na vesícula biliar; a Fleuma estaria situada no cérebro. Todas as doenças seriam provocadas por uma disfunção ou desequilíbrio desses três humores. (N.T.)

COMO USAR ESTE LIVRO

A medicina tibetana tradicional consiste num sistema muito extenso e altamente complexo de diagnose naturopática e técnicas terapêuticas. Este livro visa introduzir os leitores neste vasto campo de conhecimento, de maneira acessível e orientada sobretudo para aspectos práticos. Portanto, o livro se destina não apenas aos terapeutas da medicina natural, mas também aos leigos interessados em naturopatia. Além disso, ele oferece às pessoas do segundo grupo a oportunidade de refletir sobre seu próprio tipo de constituição física com os respectivos pontos fortes e fracos, por exemplo para adaptar (mas sempre com cuidado e bom senso) o comportamento do dia-a-dia e os hábitos alimentares.

Para realizar esse "auto-exame", recomendo a você que preencha os dois testes incluídos neste livro, que servirão como introdução ao assunto. O primeiro teste ajudará você a determinar seu tipo básico de constituição física, que vamos chamar aqui de "energia corporal". A descrição esquemática dos três tipos básicos de constituição física, apresentada no capítulo "Qual é seu tipo predominante de energia corporal?" (ver pp. 41ss e

258ss.), traz informações úteis nesse sentido. Caso você tenha problemas de saúde, o segundo teste pode ajudar você a determinar onde está o desequilíbrio e qual das energias corporais é preponderante.

Nos vários capítulos deste livro, você vai aprender a influenciar e controlar esses distúrbios, às vezes com medidas simples como o comportamento do dia-a-dia e os hábitos alimentares. Explicações claras e resumidas sobre o efeito dos cinco elementos e das estações do ano, assim como a caracterização dos alimentos mais comuns de acordo com o tipo de sabor, o efeito medicinal e o uso para fins específicos são apenas algumas das possibilidades que podem ajudar você a conservar e/ou revigorar sua própria saúde. Para facilitar a leitura, o livro deixa de lado grande parte das informações específicas de uma cultura como a tibetana, traduzindo ou adaptando todo o seu conteúdo em termos ocidentais (por exemplo, no capítulo que traz uma lista extensa de alimentos indicados para cada distúrbio). Portanto, o livro tem, sobretudo, utilidade prática. Até os métodos e critérios de avaliação para o diagnóstico do pulso e da urina são explicados de maneira clara e acessível. Assim, com alguma experiência, os leitores têm a possibilidade de realizar esses dois diagnósticos por conta própria e sem grande dificuldade.

A medicina tibetana tem relação estreita com a filosofia budista. Esta relação também foi levada em conta nos capítulos correspondentes, para que os leitores interessados em budismo possam aprender novas informações. Mas não é necessário ser budista para entender esses conhecimentos básicos, assim como para colher os benefícios das tradições veneráveis desta medicina milenar.

INTRODUÇÃO

Por causa do interesse crescente de pessoas de todo o mundo pelo destino humanitário e político do povo tibetano, uma jóia magnífica da cultura do Tibete — a "Luz Cor de Água-Marinha dos Oito Ramos da Ciência da Cura" ou, em poucas palavras, a medicina tibetana — tem tido oportunidades cada vez maiores de divulgação no Ocidente.

Este sistema de medicina inclui aspectos do antigo Ayurveda indiano, da medicina chinesa tradicional, da antiga medicina da Grécia e da Pérsia, assim como tradições anteriores do xamanismo Bon do antigo Tibete. Juntamente com os valores espirituais da cultura budista, todas essas influências se fundiram em algo completamente novo. A partir dessa síntese, a medicina tibetana assumiu uma forma abrangente que é única na história médica. Por exemplo, a técnica do exame de urina explicada neste livro só é praticada pela medicina tibetana. Outro exemplo: os ensinamentos sobre embriologia da medicina tibetana usam descrições do feto em estágios semanais de desenvolvimento, mas esta descrição só existe em estágios mensais na tradição hindu da medicina ayurvédica.

Além disso, vários aspectos da "psicologia em profundidade" e da abordagem energética estão integrados nessa tradição de maneira original. Esses aspectos só foram "descobertos" no Ocidente ao longo do século XX e não encontram paralelo em outras culturas. Durante séculos, esta variedade da ciência médica prestou grandes serviços ao povo do Tibete. Os médicos e remédios tibetanos são bem conhecidos e continuam a ser conhecidos e valorizados bem além de suas próprias fronteiras.

Vivemos numa era em que as pessoas, inclusive em países ocidentais, começam a entender cada vez melhor seu próprio potencial de cura, que é inerente a cada ser humano. Assim, elas começam a adotar outros hábitos de viver e alimentar-se, optando pelos caminhos da naturopatia para a conservação e otimização dessa energia. Uma medicina verdadeiramente holística, como a naturopatia tibetana, oferece grande contribuição nesse sentido. Neste livro, a descrição da medicina tibetana se baseia somente em tradições históricas. Evitei qualquer informação ou detalhe de outros sistemas de medicina, pois isso poderia mudar o sentido das explicações contidas aqui. Quando estes detalhes são mencionados, indico claramente sua origem. Combinar vários sistemas de medicina só tem sentido para aqueles que entendem claramente os fundamentos de cada sistema individual.

Com certeza, a medicina tibetana tem de ser encarada e apreendida dentro de seu próprio contexto, mas não é necessário ser budista para aproveitar seus benefícios. O budismo é uma filosofia que nos ajuda a perceber nosso próprio potencial e atingir um sentimento de compaixão universal. Isso significa que qualquer tipo de dogma é alheio à essência do budismo. Mas os aspectos espirituais de nossa realidade e as doenças de que podemos sofrer são o assunto principal deste livro. Enquanto sistema verdadeiramente holístico, a medicina tibetana conjuga os aspectos mentais e físicos numa visão de conjunto, oferecendo também métodos adequados de tratamento e cura.

Geralmente, aqueles que pretendem aprender medicina tibetana estudam primeiro os *Gyushi* (em tibetano, *rGyud bzi*). Essa obra inclui os quatro tratados médicos fundamentais conhecidos como "tantras". O primeiro tantra é chamado de *Tantra Raiz*. Ele contém um breve resumo de todo o sistema da medicina tibetana. Segue-se o *Tantra Explicativo*, que explica de novo as mesmas correlações de modo mais detalhado. O longo *Tantra das Instruções Particulares* contém explicações altamente específicas e é complementado pelo quarto tantra, o *Tantra de Conclusão*. Entre outras coisas, este último discute de maneira abrangente os métodos de terapia externa (massagens, moxibustão, acupuntura etc.).

Antes da invasão do Tibete pelos chineses e da fuga do Dalai Lama no ano de 1959, havia grande quantidade de textos com comentários sobre os tantras. Mas só uma fração relativamente pequena desses textos sobrevive hoje. Felizmente, a tradição tibetana de memorizar todos os textos importantes ajudou muito na preservação desses conhecimentos valiosos.

Não há dúvida de que a medicina tibetana é um sistema complexo. Assim, é muito comum a seguinte pergunta: "Tudo isso é muito complexo e difícil. Por onde devo começar minhas leituras e meu aprendizado?"

Este livro oferece uma introdução às correlações fundamentais e às concepções básicas da medicina tibetana. Nossa intenção é dar aos leitores a oportunidade de observar em si mesmos a validade desses princípios médicos, determinando possíveis desequilíbrios em suas energias corporais e, a partir disso, tirar conclusões sobre uma mudança em seus hábitos de alimentação e comportamento. É claro que um manual de introdução não pretende ser uma descrição completa da medicina tibetana. Mas, se você entender e puser em prática as correlações, os procedimentos diagnósticos e outras informações apresentadas aqui, terá uma boa visão geral sobre as possibilidades de otimizar suas próprias energias corporais. Depois disso, você pode procurar outros livros para aprofundar seus conhecimentos. Todos os procedimentos diagnósticos explicados neste livro são bastante fáceis de aplicar. Mas eles não significam que qualquer pessoa tenha condições de fazer seu próprio diagnóstico em qualquer situação ou diante de qualquer doença. A função dos diagnósticos é uma compreensão mais profunda sobre nós mesmos, nossos padrões de comportamento etc. Esta compreensão pode melhorar nosso estilo de vida. Segundo a medicina tibetana, as duas "flores" que se desenvolvem a partir de um estilo de vida consciente são saúde e longevidade. Os três "frutos" que elas produzem são prosperidade, bem-estar baseado na sabedoria, assim como a evolução espiritual no sentido positivo.

BREVE HISTÓRICO DA MEDICINA TIBETANA

Como costuma ocorrer com outros acontecimentos históricos, existem várias versões sobre as origens da medicina tibetana, dependendo de cada ponto de vista. A versão geralmente aceita é a de que o Buda Shakyamuni (o verdadeiro Buda histórico) se revelou como Buda da Medicina (*Men-la* em tibetano, *Baishajya* em sânscrito). Ele transmitiu seus ensinamentos em forma de diálogo entre duas encarnações de si mesmo — Rigpé Yeshe, ou a encarnação de seu coração (isto é, sua dimensão espiritual), e Ji-lé-kye, como encarnação de sua fala (isto é, a iniciação tântrica).

Segundo algumas fontes, Kumara Jivaka, famoso médico contemporâneo de Buda, escreveu o tratado original de medicina budista. Ele teria recebido esses ensinamentos (provavelmente na forma dialogada que mencionamos acima) do próprio Buda.

Essa ciência da medicina floresceu à época do Rei Ashoka, cujo reino gigantesco se estendia do Camboja até o território hoje ocupado pelo Irã, assim como do Sri Lanka até os Himalaias. Mas quando o período budista na Índia foi chegando ao fim, esses ensinamentos chegaram ao Tibete. Ali, foram traduzidos e preservados, sendo transmitidos oralmente de professor para aluno, até os nossos dias. Geralmente, os ensinamentos eram tradição familiar, sendo ensinados de pai para filho ao longo de gerações.

Mas existiu também uma famosa linhagem de mulheres que ajudaram a conservar o legado da medicina tibetana. Esse modo de transmissão só mudou ligeiramente com a introdução das grandes academias e institutos de medicina. As traduções tibetanas eram tão minuciosas e tão bem preservadas que uma parte desses conhecimentos antigos foi traduzida recentemente de volta para o sânscrito (ou o hindi), a fim de suprir textos desaparecidos da antiga medicina ayurvédica da Índia.

Antes da chegada do budismo no século VII d.C., existia uma cultura xamânica no Tibete — o chamado "xamanismo Bon". Essa corrente teria sido fundada aproximadamente em 500-600 a.C. por Tönpa ("professor") Shenrab. Tönpa Shenrab nasceu na província Zhang-Zhung, na região ocidental do Tibete. Era descendente de uma família rica que se ocupava principalmente com medicina ritualística, ervas medicinais, astrologia e coisas semelhantes. A medicina desse período cultural era dominada pelo xamanismo, sistema religioso em que o xamã tem papel central como mediador entre o mundo dos deuses e dos demônios e a pessoa doente, tentando reequilibrar ou harmonizar o desequilíbrio criado pelos seres humanos.

Essa visão coincide totalmente com a corrente da medicina moderna conhecida como "psiconeuroimunologia" e se baseia num princípio de unidade entre corpo, mente e alma. Mas uma das conseqüências dessa abordagem é que o xamã (do mesmo modo que os médicos modernos nas sociedades ocidentais) se torna uma pessoa poderosa, e parece que esse poder nem sempre foi usado da melhor maneira ou com as melhores intenções.

Essa circunstância pode ter dado origem ao velho costume tibetano de cumprimentar outras pessoas pondo a língua para fora. Segundo uma crença antiga, todas as pessoas que praticassem magia ou rituais mágicos sofriam de intoxicação, o que dava a língua delas uma cor preta. Em culturas antigas, o envenenamento parece ter sido um método bastante comum de conquistar poder pessoal. Cito aqui uma passagem do *Tantra Explicativo*, na tradução do dr. Barry Clark (na p. 120): "Aquele que administrou veneno sente secura na boca, transpira, treme de medo, parece inquieto e olha em todas as direções com sentimento de culpa e apreensão. Portanto, depois de entender o que dissemos acima, deve-se evitar a prática de qualquer dano ou prejuízo contra outras pessoas."

O sistema do xamanismo Bon incluía uma forma independente de medicina. Mas ela não foi registrada em textos pois, naquela época, não havia linguagem escrita. Outras fontes garantem que a cultura Bon dominava a linguagem escrita e que o primeiro tratado de medicina surgiu na época de Tönpa Shenrab. A obra *The 400.000 Paths of Healing* [*Os 400.000 Caminhos da Cura*], compilada pelo seu filho, é considerada o texto fundamental da tradição médica da cultura Bon. Em 1985, uma cópia da inscrição em pedra do texto Bon original foi descoberta por arqueólogos na região oriental do Tibete. Em 1993, pedras inscritas com a linguagem primitiva da província de Zhang-Zhung foram encontradas na região de Ngari. Essas pedras indicam que já havia linguagem escrita nessa região em 3000-5000 a.C. Provavelmente, só os historiadores podem esclarecer se as pedras são ou não falsificações.

Segundo relatos históricos, no século II d.C. aconteceram os primeiros contatos entre estudiosos e médicos indianos e a cultura tibetana. Naquela época, acredita-se que alguns médicos tibetanos foram estudar na Índia e que surgiram no Tibete as primeiras tradições familiares de médicos. Outras fontes situam o surgimento dessas tradições no séc. V da nossa era.

Mas a virada decisiva na cultura tibetana aconteceu no século VII d.C., no reinado de Songtsen Gampo (617-650), 32º rei do Tibete. Casado com uma princesa do Nepal e outra da China, ele se tornou um defensor incondicional do budismo em todas as suas manifestações. Isso levou a uma grande divulgação e aceitação dos ensinamentos budistas no território tibetano.

Às vezes, as duas princesas são consideradas encarnações de Tara Verde e Tara Branca. "Tara" pode ser definida como representante feminina da misericórdia de todos os Budas e é a companheira de Avalokiteshvara, o Bodhisattva da compaixão. Este, por sua vez, é o "santo patrono" do Tibete e se revela sob a forma do Dalai Lama. Tara Branca oferece proteção, paz e longevidade. Tara Verde ajuda a afastar dificuldades e salva os seres sencientes de situações perigosas.

Sob os auspícios do rei Songtsen Gampo, houve um intercâmbio intenso de cultura e conhecimentos entre o Tibete e a Índia e entre o Tibete e a China. O estudioso Thomi Sambhota foi mandado à Índia para criar uma linguagem escrita. Mais tarde, o médico indiano Damakosha, assim como o médico chinês Hashang Mahadeva, traduziram textos de medicina para o idioma tibetano. Naquela época, três médicos célebres se reuniram a convite do rei: Bara Datsa (Bharad-vaja) da Índia, Hen Wong Hong da China e Galeno da Pérsia. Juntos (provavelmente com a ajuda de um médico tibetano), eles escreveram um resumo de todas as suas experiências sob o título *The Weapon of Invincibility*. Infelizmente, esse texto se perdeu no curso da História.

Nos livros históricos, há alguma discordância sobre o médico Galeno. Alguns acreditam que ele veio do Turquestão, enquanto outros indicam a Pérsia antiga, ou seja, o atual Irã. Seja como for, existe um consenso de que ele encarnava a antiga filosofia médica da Grécia e da Pérsia e de que seus conhecimentos chegaram até o Tibete. Aliás, Galeno viveu no Tibete como médico particular do rei, fundando ali uma linhagem de médicos de sobrenome "Tsoru" que se tornou famosa na história da medicina tibetana.

Médicos dos países mencionados acima também chegaram ao Tibete sob o reinado de Me-Ok Tsom (698-755), o 37º rei tibetano. Hashang Mahachina ("*Hashang*" quer dizer "médico") veio da China, e Biché Tsenpashila veio da Pérsia. Esse médico persa também fundou um clã familiar que chegou a ser conhecido sob o nome de "linhagem Bichi". Nesse mesmo período viveu o célebre médico tibetano Chunpo Tsitsi, e da colaboração entre todos esses cientistas resultou o tratado médico *Soma Ratsa* (*O Rei da Lua*).

Sob o governo de Trison Detsen (742-796), 38º rei do Tibete, o budismo foi declarado religião oficial. Além disso, a primeira escola de medicina foi fundada no ano 762, sendo dirigida por Berotsana, provavelmente também conhecido pelo nome de Vairocana. Berotsana ou Vairocana estudou e traduziu os escritos do importante cientista indiano Padmasambhave, chamado "Guru Rinpoche" (mestre perfeito) no Tibete. Tornou-se, assim, um dos mais importantes divulgadores do budismo tântrico no Tibete.

É possível que Berotsana, com a ajuda de Yuthok Yonten Goenpo, o Velho (também chamado Yuthok Nyingma), tenha incorporado as antigas técnicas terapêuticas do período Bon nos tratados médicos daquela época. Existe um consenso de que os *Gyushi* — os quatro tantras médicos fundamentais — surgiram nesse período. Outras versões afirmam que o cientista indiano Chandrananda, ajudado por Vairocana, traduziu do idioma sânscrito os textos básicos sobre medicina e lutou pela sua divulgação.

Esses escritos, chamados "Textos do Tesouro" (*terma* em tibetano), foram encerrados no interior de um pilar do Mosteiro Samye para serem descobertos mais tarde, no tempo certo e pelas pessoas certas, sendo assim preservados para toda a humanidade.

A primeira escola de medicina, criada na fronteira da província Kham, tinha 300 estudantes na inauguração. Depois que esses estudantes completaram um currículo de dez anos(!) de estudos, começou o segundo ciclo. A academia já contava então com 1.000 estudantes. Isso possibilitava uma gama maior de pesquisas e, conseqüentemente, de estudos. Graças à paixão do rei pela criação de cavalos, a medicina veterinária também foi introduzida. A colaboração entre o médico indiano Dharmaraja, o médico chinês Mahachina e um médico persa resultou na criação do tratado médico *The Jewel Vase* [*O Vaso de Jóias*] (*Rinchen Bumpa* em tibetano). Infelizmente, apenas uma pequena parte dessa obra foi preservada até nossos dias.

Essa "idade de ouro" da cultura tibetana foi seguida por um período de trevas sob o jugo de Langdarma (nascido em 842), dominado pela guerra e pela repressão. Esse período continuou até o ano de 1052. Só depois disso é que a paz retornou ao "Teto do Mundo", como é conhecido o Tibete.

O tradutor tibetano Rinchen Zangpo (958-1055) viveu na Índia por um longo período e, nos últimos anos de sua vida, trouxe para o Tibete o tratado médico *The Essences of the Eight Branches* [*As Essências dos Oito Ramos*] (*Yenla Jaypa* em tibetano). O conteúdo dessa obra tem pontos de contato muito grandes com a medicina ayurvédica. Yuthok Sarma (também chamado Yuthok Yonten Goenpo, o Jovem), considerado um dos médicos mais ilustres de todos os tempos, também viveu nesse período. Ele descendia da mesma família de Yuthok, o Velho — mas treze gerações o separavam de seu antepassado. Baseando-se nos escritos de Yuthok Nyingma e Berotsana (e provavelmente consultando também *The Essences of the Eight Branches*, ele coligiu a obra fundamental da medicina tibetana conhecida até os nossos dias como *Gyushi: "the Secret Oral Tradition of the Eight Branches of the Science of Healing"* [*Gyushi: Tradição Oral Secreta dos Oito Ramos da Ciência da Cura*], dividida em quatro tratados.

Outra etapa importante da história da medicina tibetana foi a introdução do mercúrio não-tóxico por Mahasiddha Urgyenpa (1230-1310), que fez longas viagens ao Paquistão, à Caxemira e aos países vizinhos. O mercúrio não-tóxico é componente básico de todas as "pílulas preciosas", ou seja, remédios em forma de cápsula que são especialidades da medicina tibetana. Uma compilação extremamente detalhada de textos sobre as substâncias médicas (*materia medica*, em latim) também foi criada nesse período, sob o título de *Ocean of Medical Substances* [*Oceano das Substâncias Médicas*] (*Men Ming Gyamtso* em tibetano).

Desi Sangye Gyatso (1653-1705), regente do quinto Dalai Lama, fundou uma universidade de medicina na montanha chamada Chagpori, rica em metais ferrosos, perto de Lhasa. Além disso, escreveu um comentário muito elogiado sobre os *Gyushi*, intitulado *Blue Beryl* [*Tratado do Berilo Azul*]. Em 1627, Demar Geshe escreveu uma compilação extensa de "*materia medica*" sob o título *The Crystal Mirror* [*O Espelho de Cristal*] (*Shel Gong* em tibetano, também traduzido para o inglês como "Crystal Orb" ["*O Globo de Cristal*"]). Nessa farmacopéia, uma variedade enorme de substâncias médicas é descrita nos mínimos detalhes, num total de 2.294 verbetes. Os comentários de Demar Geshe sobre sua própria obra, intitulados *The Crystal Rosary* [*O Rosário de Cristal*] (*Shel Treng* em tibetano), são considerados excelentes.

No ano de 1754, seu discípulo Choeji Jungmé (1700-1774), oitavo "Tai Situ" (título honorífico), fundou a Academia Palpung, perto do Mosteiro Palpung. O currículo dessa academia abrangia os cinco ramos do conhecimento tibetano — astrologia, medicina, matemática, poesia e lingüística. Juntamente com várias outras universidades ligadas aos mosteiros, Palpung se tornou uma das academias mais famosas do Tibete.

Em 1916, o décimo terceiro Dalai Lama fundou outra escola de medicina chamada Mentsee-Khang na cidade de Lhasa, capital do Tibete. Depois da ocupação do Tibete pelas tropas chinesas e da fuga forçada de Tenzin Gyatso, décimo quarto Dalai Lama, essa academia foi reconstruída em Dharamsala, no nordeste da Índia, passando a chamar-se Instituto Tibetano de Medicina e Astrologia. Hoje em dia, o instituto voltou a formar estudantes de medicina, opera um pequeno hospital adjunto e fabrica muitos dos remédios e preparados usados pelos médicos tibetanos.

Recentemente, o venerável Instituto Chagpori foi fundado em Darjeeling, no norte da Índia, sob a direção do dr. Trogawa Rinpoche, médico e lama notável. Hoje, o instituto voltou a treinar médicos especializados em terapias tibetanas.

Seção I

O CORPO SAUDÁVEL

NOÇÕES BÁSICAS SOBRE AS TRÊS ENERGIAS CORPORAIS

Para estudar a medicina tibetana, é necessário entender em detalhes as causas subjacentes da reencarnação e da continuidade corpo/mente, que sempre ocorre de uma maneira ou de outra.

Os mecanismos básicos da reencarnação se devem, pelo menos em princípio, aos impulsos mentais que acompanham cada ser senciente (ou seja, capaz de sentir). O impulso básico é o falso pressuposto da existência de um "eu" independente e autônomo. Essa perspectiva essencialmente falsa da realidade, também chamada de "ignorância básica", cria inevitavelmente os "três venenos mentais". Estes, por sua vez, acabam causando um total de 84.000 emoções aflitivas ou doentias (ou seja, emoções que causam sofrimento).

Com exceção dos seres inteiramente puros, como Budas e Bodhisattvas, que reencarnam voluntariamente por compaixão pelos outros seres, os fatores que determinam a reencarnação de todos os outros seres, assim como suas capacidades e/ou suas deficiências físicas, emocionais e mentais, são a ignorância básica e os três venenos mentais causados por ela — desejo (anseios, paixões, laços emocionais), cólera (irritação, raiva, ódio) e uma visão limitada da realidade (estupidez, visão estreita, apatia).

Portanto, os três venenos mentais são considerados causas remotas de todas as doenças. Mas, como já dissemos acima, a causa fundamental das doenças é uma visão falsa da realidade. Os impulsos a que nos referimos se encontram com o chamado "corpo *Bardo*" ("*Bardo*" quer dizer "intervalo"; é uma espécie de existência corporal etérea ou imaginária que constitui a transição de uma forma de encarnação para a próxima) com efeitos decisivos, guiando-o em direção ao mundo sensível. Este mundo é resultado das ilusões mais ou menos positivas ou negativas que o "corpo *Bardo*" gerou dentro de si mesmo.

A noção (equivocada) de que o mundo sensível é a única "realidade" possível, reforça o pressuposto da existência de um "eu" independente, separado de todas as outras coisas e capaz de existir por si mesmo. Segundo a perspectiva budista, há um número infinito de "realidades". Todos os seres deste universo dependem uns dos outros, e as ações deles repercutem sobre todos os outros.

De acordo com o budismo, a encarnação num corpo humano não é uma verdade evidente por si mesma. Portanto, ela é encarada como um fenômeno relativo que pode ter várias interpretações. A encarnação humana representa uma ótima oportunidade para entender e assimilar a realidade fundamental ao longo de uma vida, para que a pessoa se liberte da roda da reencarnação e do sofrimento causado por ela.

Os três venenos mentais que mencionamos acima dão origem a três princípios correspondentes, também chamados "energias corporais": *Lung* (Pneuma), *Tripa* (Bile) e *Péken* (Fleuma). Esses venenos existem nos níveis material, emocional e mental. Em idioma tibetano, também podem ser designados pela palavra *nyepa*, que literalmente quer dizer "erro" ou "equívoco".

Na cosmologia de orientação ocidental, o *nyepa* corresponde à idéia básica de um "Males", isto é, uma disposição fundamental que já existe em estado latente e que está esperando para ser ativada. As possibilidades dessa ativação são explicadas com mais detalhes no próximo capítulo.

De acordo com a doutrina hindu do Ayurveda, essa divisão fundamental em três princípios ou energias é chamada *tridosha*, e os três princípios energéticos se chamam *vata*, *pitta* e *kapha*.

O conceito espagírico-alquímico segundo o qual todas as coisas se dividem em três componentes básicos (sal, enxofre e mercúrio) também pode ser mencionado aqui, pois pertence à sabedoria clássica do Ocidente e ainda encontra uso hoje em dia.

A filosofia antroposófica também se baseia nesses mesmos três princípios, chamados, entre outros termos, de pensamento, sentimento e desejo. A idéia básica que estes conceitos implicam, assim como as técnicas de preparação de remédios da medicina antroposófica, têm alguns pontos em comum com as doutrinas orientais de medicina e filosofia.

A concepção ocidental sobre a formação de três camadas germinativas primárias no embrião (endoderma, mesoderma e ectoderma) pode ser incluída entre os exemplos dessa classificação fundamental. Na moderna teoria do caos, a divisão de todos os sistemas dinâmicos em três componentes básicos também é aceita. Segundo essa teoria, três forças distintas podem interagir numa ação recíproca e num determinado ritmo de interferência, gerando assim todas as formas possíveis do universo. Graças a um princípio adicional de regeneração ou realimentação ("*feedback*"), cria-se um ciclo organizado, capaz de se regular a si mesmo dinamicamente.

Portanto, a classificação dos princípios do universo em três energias fundamentais parece ser uma lei de validade geral para todos os sistemas vivos e dinâmicos.

De acordo com a antiga doutrina greco-galênica da "patologia humoral", esses três princípios fundamentais costumam ser chamados pelo termo latino de *Humores* (fluidos corporais). Os fluidos corporais também existem no corpo material, por exemplo no líquido biliar (ou seja, em *Tripa*/Bile), na respiração (em *Lung*/Pneuma) ou no suco gástrico (em *Péken*/Fleuma). Mas os motivos da reencarnação e da continuidade corpo/mente discutidos acima permitem supor que essas formas se refletem em instâncias menores e muito mais sutis, e que também ali exercem sua influência.

Todos os planos da existência têm relação uns com os outros, quer seja de sincronia, interpenetração ou encadeamento. Os termos *Lung* (Pneuma), *Tripa* (Bile) e *Péken* (Fleuma) devem, portanto, ser encarados acima de tudo como codificações de formas energéticas arquetipais (isto é, ao mesmo tempo biocibernéticas, emocionais e mentais). Para ressaltar a interferência mútua entre os vários níveis, o termo energias corporais será usado neste livro. A uniformização do termo serve para poupar aos leitores uma confusão de conceitos. Além disso, esse termo tem a vantagem de se referir tanto aos níveis físicos quanto aos energéticos. (Aproveito para dizer aqui que eu o ouvi pela primeira vez da boca do dr. Barry Clark.)

Com base no que foi dito até agora, pode-se deduzir que, quando as energias corporais estão em desequilíbrio, a doença passa a fazer parte inerente de todo processo vital e dinâmico. Restabelecer ou otimizar esse equilíbrio é o objetivo principal da medicina tibetana. Além disso, essas noções nos permitem concluir que as energias corporais também podem ser influenciadas pelos níveis emocional e mental e que sempre existe uma possibilidade de influência mútua entre os vários níveis.

Esse fato tem importância fundamental para o pressuposto budista de que todas as formas de vida que não atingiram realização completa, ou seja, todos os seres sencientes (exceto Budas e Bodhisattvas) estão automaticamente sujeitos ao sofrimento sob a forma, por exemplo, de doenças. Ao mesmo tempo, isso nos permite entender por que Buda Shakyamuni, encarnado sob a forma de Buda da Medicina, é venerado como Médico Supremo e Mestre das Ciências da Cura. Só pela compreensão integral da realidade — ou seja, pela superação de todos os tipos de obstáculos e uma visão transparente de todos os fenômenos — é possível alcançar a cura verdadeira e definitiva.

O Buda Shakyamuni pode ser definido, tanto em sua manifestação histórica quanto no sentido da natureza búdica inerente a todos os seres, como um estado de espírito de consciência, lucidez e liberdade.

Origem das três energias corporais

Como já dissemos anteriormente, os três venenos mentais são o fundamento dos três princípios físicos correspondentes. Anseios, laços emocionais e sua forma mais extrema — as paixões — estão na origem da energia corporal *Lung* (*rLung* em tibetano), ou "Pneuma". A irritação e a raiva, assim como o ódio (sua forma mais extrema), formam a essência da energia corporal *Tripa* (*mKhrispa* em tibetano), ou "Bile". Uma atitude apática, insensível ou estreita diante da realidade corresponde à energia corporal chamada *Péken* (*bad kan* em tibetano), ou "Fleuma".

Essas três energias corporais são a essência da terapia constitucional tibetana. Cada fator e cada fenômeno da vida humana têm relação com essas três energias fundamentais ou com sua manifestação no plano dos cinco elementos (espaço, ar, fogo, terra e água). Todo ser humano consiste numa combinação individual dessas três energias corporais ou dos elementos associados a elas (ver também "Os cinco elementos e sua classificação" nas pp. 50ss. deste livro).

Nossa continuidade corpo/mente, ou seja, a forma característica e individual assumida por cada ser humano em cada encarnação, é condicionada por essas três energias e tende a ser mantida por elas. Na verdade, seria mais exato dizer que mantemos nossa forma individual graças à influência proporcional das três energias básicas. Essa influência se manifesta em nossos hábitos de comportamento, nossa mentalidade, nossas atitudes e nossa alimentação. Além disso, as energias corporais são influenciadas pelas condições externas das estações do ano e ainda pelas chamadas "forças invisíveis".

Segundo a doutrina tibetana, essas forças invisíveis são todas as formas de vida que não podem ser apreendidas pelos nossos sentidos normais (ver também o capítulo "Forças invisíveis: 'Demônios' e influências biorrítmico-planetárias" nas pp. 91ss.). Todos os fatores mencionados acima criam as causas imediatas das doenças. Em circunstâncias ideais, uma relação perfeitamente equilibrada deveria prevalecer entre as várias energias corporais. Mas normalmente uma das energias acaba predominando, ou duas delas predominam ao mesmo tempo. O resultado é que distúrbios correspondentes passam a existir em função de nossa alimentação e nosso comportamento.

Pode-se explicar esse mecanismo com a seguinte analogia: a energia corporal predominante forma uma espécie de alvo magnético. Tanto os distúrbios quanto as influências positivas que tenham a mesma ressonância tendem a ser atraídos de maneira quase instantânea. Portanto, todo ser humano é pessoalmente responsável pela compreensão de que ele ou ela é um "alvo magnético" individual, com níveis de ressonância que passam a atrair outras influências. Assim, temos de encontrar uma adequação ideal de nossos hábitos alimentares e nossos padrões de comportamento, assim como nossa maneira de pensar e nossas atitudes. Essa adequação leva a um grau mais alto de "ressonância positiva" que atrai as condições ideais, contribuindo, em última análise, para uma evolução e uma liberação espiritual mais eficazes e rápidas.

CLASSIFICAÇÃO BÁSICA DOS TIPOS DE CONSTITUIÇÃO FÍSICA

"QUAL É SEU TIPO PREDOMINANTE DE ENERGIA CORPORAL?"

A seguir, apresentamos uma breve descrição dos vários tipos constitucionais com base na energia corporal predominante em cada um deles, fornecendo assim um guia prático para a informação contida no capítulo anterior. Além disso, incluímos nas pp. 258ss. um teste que consiste em duas partes, para você determinar seu tipo básico e, eventualmente, descobrir se há desequilíbrio em suas energias corporais.

Nas próximas páginas, tente determinar a energia corporal predominante em seu tipo físico.

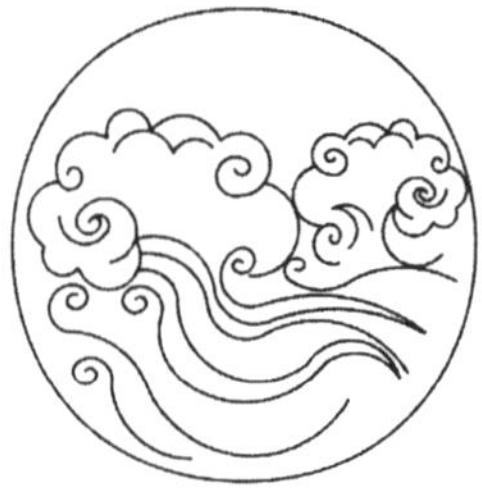

Tipo físico com predomínio da energia corporal *LUNG* (Pneuma)

- ❍ Corpo alto e esbelto
- ❍ Boa estrutura física
- ❍ Pele tende a ser fina e seca
- ❍ Agilidade mental, rapidez de raciocínio
- ❍ Tendência para a insônia
- ❍ Tendência para a preocupação e o medo
- ❍ Gosta de dançar e divertir-se
- ❍ Inclinações artísticas
- ❍ Gosta de longas conversas em ambientes agradáveis
- ❍ Tendência às dores na região lombar (parte inferior das costas)
- ❍ Tendência para alimentação irregular
- ❍ Reações rápidas
- ❍ Voz tende a ser aguda e fina
- ❍ Forte capacidade de imaginação
- ❍ Prefere escapar das convenções
- ❍ Não dá muito valor às coisas materiais
- ❍ Tendência para nervos frágeis, tiques nervosos, inquietação etc.
- ❍ Aparência simples e descuidada
- ❍ Tem desenvoltura, sente-se rapidamente à vontade
- ❍ Intuição aguçada com forte grau de sensibilidade

❍ Confirmação do tipo físico *Lung* (Pneuma)

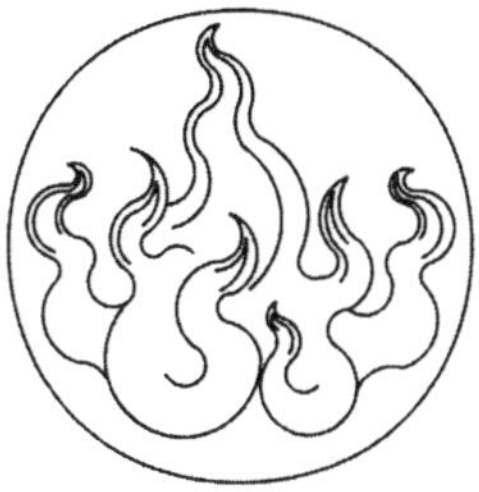

Tipo físico com predomínio da energia corporal *TRIPA* (Bile)

- ❍ Constituição atlética e muscular
- ❍ Altura média
- ❍ Pele tende a ser quente e seca, com manchas ou sardas
- ❍ Consegue dormir em qualquer lugar
- ❍ Tendência para a impaciência e a irritação
- ❍ Gosta de competir
- ❍ Alto grau de motivação para perseguir objetivos
- ❍ Alto nível de energia e forte dinamismo
- ❍ Atitudes diretas e enérgicas
- ❍ Tende a perder o autocontrole e a sensibilidade
- ❍ Encontra-se freqüentemente "sob pressão"
- ❍ Gosta de ambientes frescos e protegidos do sol
- ❍ Raramente tem problemas digestivos; pode comer praticamente qualquer coisa, a qualquer momento
- ❍ Tendência às dores na parte superior do corpo (por exemplo, dores de cabeça agudas)
- ❍ Tendência a dominar outras pessoas
- ❍ Reações rápidas e veementes
- ❍ Voz clara e forte
- ❍ Autoconfiança profunda
- ❍ Vontade "férrea" com grande capacidade de auto-afirmação

❍ Confirmação do tipo físico *Tripa* (Bile)

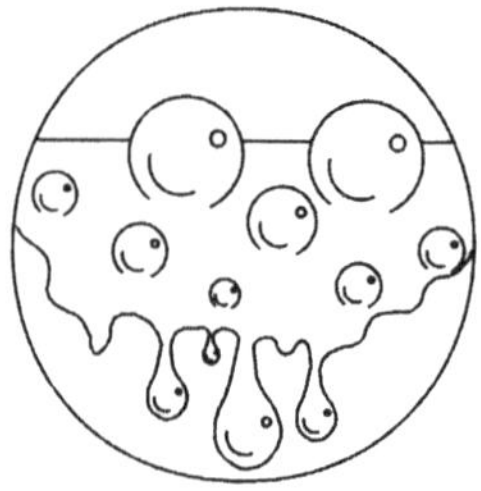

Tipo físico com predomínio da energia corporal *PÉKEN* (Fleuma)

- ❍ Altura tende a ser baixa
- ❍ Constituição vigorosa e geralmente sólida (atarracada)
- ❍ Pele tende a ser úmida, com poros largos
- ❍ Grande paciência
- ❍ Gosta de dormir e geralmente dorme bastante
- ❍ Tendência para a distração ou desatenção
- ❍ Personalidade confiável e perseverante, mas pouco ágil
- ❍ Tendência para atitudes convencionais
- ❍ Dá muito valor às coisas materiais
- ❍ Gosta de leitura ou atividades e *hobbies* tranqüilos
- ❍ Gosta de refeições prolongadas
- ❍ Tendência para transtornos digestivos
- ❍ Gosta de ambientes calmos e bem aquecidos
- ❍ Tende a ser enfadonho na presença de outras pessoas
- ❍ Personalidade "acomodada"
- ❍ Voz grave e sonora
- ❍ Senso prático, com inclinação para uma visão estreita
- ❍ Reações lentas
- ❍ Estrutura mental voltada para objetivos práticos

❍ Confirmação do tipo físico *Péken* (Fleuma)

A ÁRVORE DA MEDICINA TIBETANA

Para facilidade de compreensão, a medicina tibetana é tradicionalmente representada em forma de árvore. Essa árvore da medicina tem três raízes, das quais nascem ao todo nove troncos. Cada um destes se subdivide em ramos e folhas, assim como flores e frutos no primeiro tronco — resultado de uma vida consciente e equilibrada.

A primeira raiz
trata do objeto em questão, ou seja, do corpo humano em sua condição saudável ou sujeito à doença.

A segunda raiz
trata das possibilidades de diagnóstico.

A terceira raiz
trata das possibilidades terapêuticas.

Representado desse modo, o sistema da medicina tibetana se parece com um quadro sinóptico, dando uma visão geral, clara e rápida de todo o conteúdo dos Tantras Medicinais.

PRIMEIRA RAIZ

"Raiz da Estrutura do Corpo Saudável e Doente"

Esta raiz dá origem a dois troncos, que se prolongam num total de doze ramos. Nesses troncos há 88 folhas, assim como duas flores e três frutos.

O primeiro tronco ("tronco do corpo saudável") apresenta 3 ramos com um total de 25 folhas, assim como duas flores e três frutos:

- Ramo dos fluidos corporais (15 folhas)
- Ramo dos componentes físicos (7 folhas)
- Ramo das excreções corporais (3 folhas)

Duas flores: saúde e longevidade
Três frutos: prosperidade, bem-estar e evolução espiritual

O segundo tronco ("tronco do corpo doente") apresenta 9 ramos com um total de 63 folhas:

- Ramo das causas primárias (3 folhas)
- Ramo das causas imediatas (4 folhas)
- Ramo dos canais de entrada das doenças (6 folhas)
- Ramo da localização (3 folhas)
- Ramo dos canais de passagem (vias de circulação) (15 folhas)
- Ramo da época de origem (9 folhas)
- Ramo das conseqüências mortais (9 folhas)
- Ramo dos efeitos secundários (12 folhas)
- Ramo das categorias (quente e frio) (2 folhas)

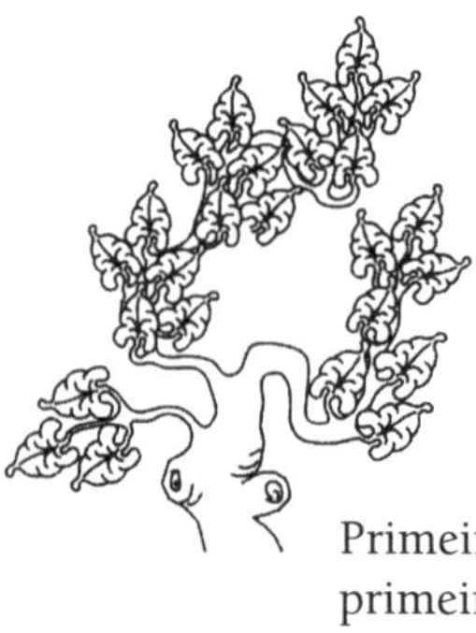

Primeira raiz, primeiro tronco

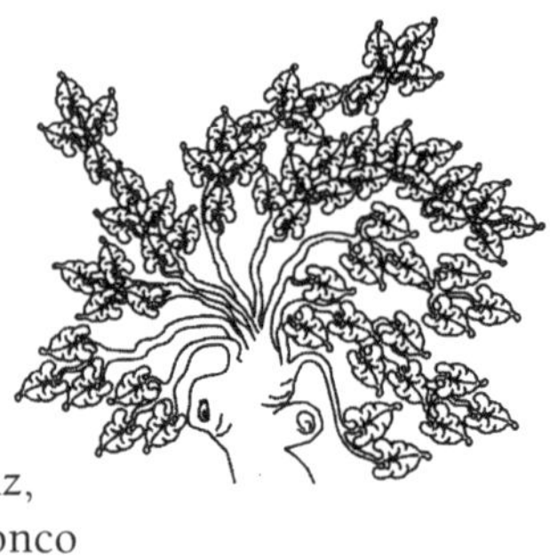

Primeira raiz, segundo tronco

SEGUNDA RAIZ

"Raiz das Técnicas Diagnósticas"

Esta raiz dá origem a três troncos, que se prolongam num total de oito ramos. Nesses troncos há 38 folhas.

O primeiro tronco ("tronco do exame visual") apresenta 2 ramos com um total de 6 folhas:

- Ramo do exame visual da língua (3 folhas)
- Ramo do exame visual da urina (3 folhas)

O segundo tronco ("tronco do exame de pulso") apresenta 3 ramos com um total de 3 folhas:

- Ramo do exame de pulso para *Lung*/Pneuma (1 folha)
- Ramo do exame de pulso para *Tripa*/Bile (1 folha)
- Ramo do exame de pulso para *Péken*/Fleuma (1 folha)

O terceiro tronco ("tronco do questionamento ou consulta médica") apresenta 3 ramos com um total de 29 folhas:

- Ramo das causas ativadoras (3 folhas)
- Ramo dos sintomas (23 folhas)
- Ramo do estilo de vida e hábitos alimentares (3 folhas)

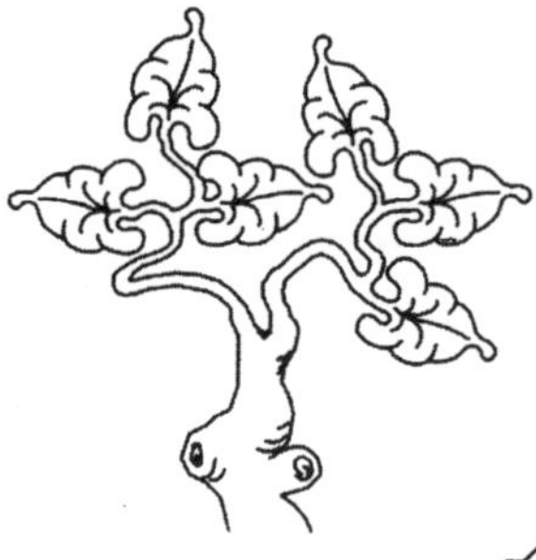

Segunda raiz, primeiro tronco

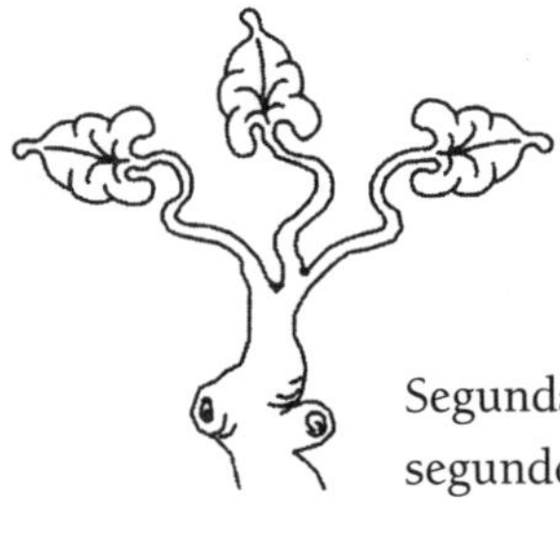

Segunda raiz, segundo tronco

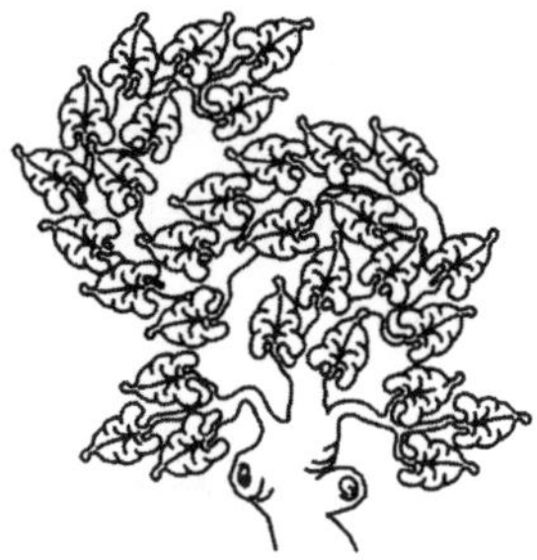

Segunda raiz, terceiro tronco

TERCEIRA RAIZ

"Raiz do Processo Terapêutico"

Esta raiz dá origem a quatro troncos, que se prolongam num total de 27 ramos. Nesses troncos há um total de 96 folhas.

O primeiro tronco ("tronco da alimentação") apresenta 6 ramos com um total de 35 folhas:

- Ramo dos alimentos sólidos para doenças *Lung* (10 folhas)
- Ramo dos alimentos líquidos para doenças *Lung* (4 folhas)
- Ramo dos alimentos sólidos para doenças *Tripa* (7 folhas)
- Ramo dos alimentos líquidos para doenças *Tripa* (5 folhas)
- Ramo dos alimentos sólidos para doenças *Péken* (6 folhas)
- Ramo dos alimentos líquidos para doenças *Péken* (3 folhas)

O segundo tronco ("tronco do estilo de vida") apresenta 3 ramos com um total de 6 folhas.

- Ramo do estilo de vida para doenças *Lung* (2 folhas)
- Ramo do estilo de vida para doenças *Tripa* (2 folhas)
- Ramo do estilo de vida para doenças *Péken* (2 folhas)

O terceiro tronco ("tronco dos medicamentos") apresenta 15 ramos com um total de 48 folhas.

- Ramo do sabor dos medicamentos *Lung* (3 folhas)
- Ramo do sabor dos medicamentos *Tripa* (3 folhas)
- Ramo do sabor dos medicamentos *Péken* (3 folhas)

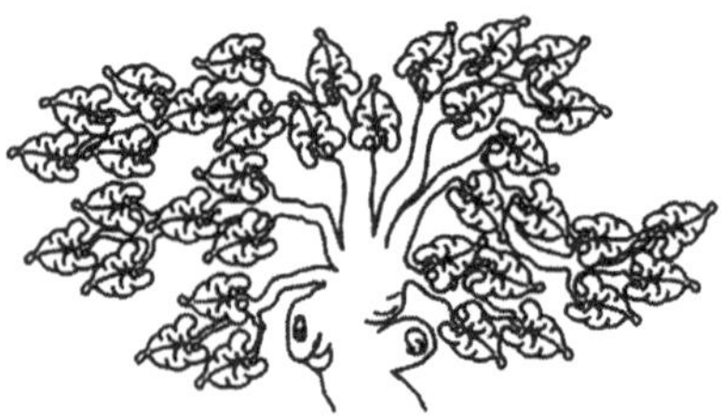

Terceira raiz, primeiro tronco

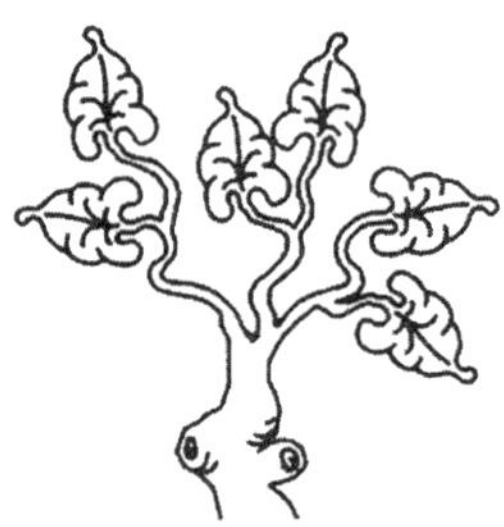

Terceira raiz, segundo tronco

- Ramo da eficácia dos ingredientes para remédios *Lung* (3 folhas)
- Ramo da eficácia dos ingredientes para remédios *Tripa* (3 folhas)
- Ramo da eficácia dos ingredientes para remédios *Péken* (3 folhas)
- Ramo do alívio à base de sopas para *Lung* (3 folhas)
- Ramo do alívio com óleos medicinais / pomadas medicinais para *Lung* (3 folhas)
- Ramo do alívio com decocções para *Tripa* (4 folhas)
- Ramo do alívio com preparados em pó para *Tripa* (4 folhas)
- Ramo do alívio com pílulas para *Péken* (2 folhas)
- Ramo do alívio com pós calcinados para *Péken* (5 folhas)
- Ramo da evacuação purificadora com supositórios para *Lung* (3 folhas)
- Ramo da evacuação purificadora com purgantes para *Tripa* (3 folhas)
- Ramo da evacuação purificadora com eméticos para *Péken* (3 folhas)

O quarto tronco ("tronco das complementares") apresenta 3 ramos com um total de 7 folhas.

- Ramo das terapias complementares para *Lung* (2 folhas = massagem a óleo; moxibustão / cauterização)
- Ramo das terapias complementares para *Tripa* (3 folhas = sudoríficos; flebotomia e fomentação fria)
- Ramo das terapias complementares para *Péken* (2 folhas = fomentação quente; moxibustão)

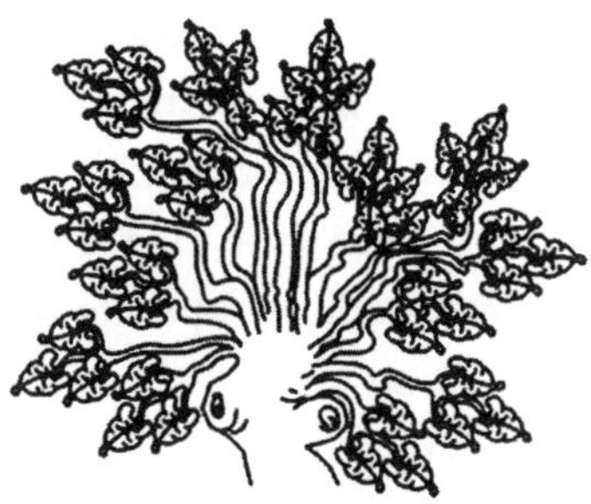

Terceira raiz, terceiro tronco

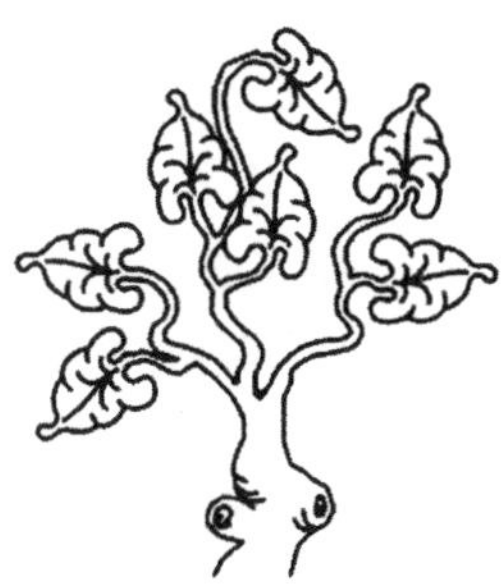

Terceira raiz, quarto tronco

OS CINCO ELEMENTOS E SUA CLASSIFICAÇÃO

De acordo com a filosofia tibetana, nosso universo é constituído por cinco elementos: *espaço*, *ar*, *fogo*, *água* e *terra*. A cosmologia tibetana descreve detalhadamente de que maneira cada um dos elementos resulta do anterior, na ordem indicada acima. Assim se originam todas as "coisas" que existem. Mas não há um grau de valor inerente a esse processo, já que todos os elementos são igualmente necessários para a formação do universo. Uma vez que todas as coisas deste universo — inclusive os seres humanos — são formadas pelos mesmos cinco elementos, é possível analisar cada uma delas a partir da composição respectiva desses elementos. Com base na percepção intelectual, na intuição e nos séculos de experiência da medicina tibetana, podem-se reconhecer desvios no equilíbrio energético de cada ser humano. A partir daí, pode-se escolher o modo apropriado de tratamento. Portanto, na medicina tibetana, a cura resulta do processo de reequilibrar os elementos para que o paciente recupere sua harmonia individual. Este método de cura não deve ser encarado somente do ponto de vista químico e material. Para uma compreensão mais ampla dos conceitos básicos da medicina tibetana, é preciso examinar mais de perto a própria natureza dos cinco elementos.

Um "elemento" é — como o próprio nome implica — uma parte do todo. Ou seja, não há elementos puros, capazes de existir autonomamente. As exceções correspondentes confirmam a regra. Todas as coisas contêm cada um dos elementos em várias combinações e proporções ou diferentes equilíbrios energéticos. A combinação dos elementos é um fator que determina a forma de manifestação de cada coisa. Portanto, é preciso distinguir entre a forma de manifestação (ou os processos dinâmicos de um elemento que ocorrem num dado momento) e as características fundamentais de cada elemento. Essa distinção se baseia num exame ao mesmo tempo intuitivo e analítico. Os fatos pertinentes à abordagem analítica podem ser encontrados neste capítulo ou, de maneira mais detalhada, num manual de química ou física.

Quanto à abordagem intuitiva, é possível reconhecer as características de cada elemento de maneira "espontânea" e "imediata". Podemos escutar o murmúrio das águas de um rio ou contemplar uma fogueira à noite. Qual a sensação de apalpar com a mão um punhado de terra, uma árvore ou uma pedra? Que efeito tem o vento na superfície de um lago? Que tipo de ondulações ocorrem na água do lago em cada estação do ano? O que acontece com a fogueira quando o vento sopra? Todos os seres humanos conhecem experiências como essas. Assim, qualquer pessoa tem condições de apreender os elementos pela simples observação dos fenômenos da natureza, sem nenhum esforço especial. Afinal de contas, todos nós somos constituídos por esses mesmos elementos.

Se formos capazes de assimilar a abordagem analítica e as várias maneiras de exame sensorial, todas as possíveis combinações dos processos dinâmicos, em suas respectivas expressões e formas de manifestação, se tornam claras e inteligíveis sem grande dificuldade. O jogo da vida é uma dança dos elementos — uma das chaves fundamentais para entender a medicina tibetana é a compreensão holística dessas interdependências dinâmicas.

Como já dissemos anteriormente, cada ser humano é constituído dos mesmos elementos que se encontram presentes em todo o universo — só que em proporções diferentes. Assim, as mesmas leis podem ser observadas tanto no plano microscópico (ou microcósmico) quanto no plano macroscópico (ou macrocósmico). A astrologia é uma das disciplinas obrigatórias do currículo de um médico tibetano. E isso porque, sem a compreensão das leis fundamentais de harmonia e ressonância cósmicas, a descrição em pequena escala do cosmos — isto é, do ser humano — não pode ser assimilada plenamente. (Para mais informações sobre as influências do biorritmo ou da atuação dos planetas, ver também o capítulo "Forças invisíveis: 'Demônios' e influências biorrítmico-planetárias" nas pp. 91ss.)

Para definir claramente a composição dos elementos na escala microcósmica das plantas medicinais, dos minerais etc., a medicina tibetana desenvolveu, com grande riqueza de detalhes, um sistema de percepção e diferenciação dos sabores (isto é, do gosto ou paladar de cada coisa) como parâmetro básico de orientação. É disso que vamos tratar num capítulo mais adiante (ver pp. 121ss.)

Para os leitores que já têm noção da teoria chinesa dos elementos, aqui vai um quadro de suas diferenças com relação ao sistema tibetano:

Teoria Tibetana/Chinesa dos Elementos

Tibetana		Chinesa
Ar (Vento)	equivale a................	Madeira
Fogo	equivale a................	Fogo
Terra	equivale a................	Terra + Ferro (Metal)
Água	equivale a................	Água
Espaço	não há equivalente......	

Os Elementos e suas Associações Básicas

Vento .	equivale a	Movimento, crescimento, inspiração, criatividade
Fogo ..	equivale a	Energia, calor, paixão
Terra ..	equivale a	Matéria sólida, estabilidade, senso de realidade
Água ..	equivale a	Coesão (propriedade aderente, poder de atração no interior da matéria), passividade, frieza, receptividade, calma
Espaço		Permeia todos os elementos e lhes dá condições de expandir e desenvolver-se

O ar permeia todo o espaço vital básico e pode ser definido como inspiração em movimento. O fogo permite que esse pensamento amadureça e cresça por meio do calor. A água o protege e o mantém coeso e a terra lhe dá estabilidade com efeito formativo.

Entre outras coisas, o próximo capítulo sobre energias corporais e suas subcategorias contém mais associações e características dos cinco elementos.

Correspondência Entre as Três Energias Corporais e os Elementos

Lung (Pneuma).....	equivale a...................	Ar + Espaço
Tripa (Bile)...........	equivale a...................	Fogo
Péken (Fleuma)	equivale a...................	Terra + Água

A classificação dos sabores e das propriedades ativas dos medicamentos pode ser encontrada na p. 121. As relações recíprocas entre cada elemento são explicadas no capítulo sobre o diagnóstico do pulso (ver pp. 166ss.)

As três energias corporais: *Lung* (Pneuma), *Tripa* (Bile) e *Péken* (Fleuma), com suas subcategorias

As três energias corporais, que a medicina tibetana considera princípios fundamentais da existência, são *Lung* (Pneuma), *Tripa* (Bile) e *Péken* (Fleuma). Já explicamos anteriormente que seus equivalentes emocionais ou mentais constituem as causas da reencarnação. A próxima seção trata de descrever as analogias e características de cada energia corporal, assim como suas subcategorias físicas e seu modo de atuação. Cada um dos capítulos apresenta em detalhes as características das energias corporais em termos de constituição física básica, hábitos alimentares etc.

རླུང།

Lung (Pneuma)

Na medicina tibetana, a energia *Lung* (Pneuma) tem relação sobretudo com a mente. Portanto, é considerada a causa fundamental de todas as doenças. Muitas das doenças definidas no Ocidente como "psicossomáticas" têm características marcadamente *Lung*. Embora o vento seja geralmente fresco (refrescante), sendo portanto relacionado com doenças consideradas "frias", sua flexibilidade também lhe permite atiçar o fogo. Portanto, é um fator que contribui para o surgimento de muitas doenças. Na patologia humoral dos antigos gregos, o *pneuma* (palavra grega que significa "espírito") representa o aspecto mental, juntamente com outros aspectos. A energia corporal *Lung* simboliza todos os processos dinâmicos do corpo humano e corresponde ao elemento ar. Embora as energias corporais estejam sempre presentes em todo o corpo humano, considera-se que a energia *Lung* se localiza principalmente no coração e na parte inferior do corpo (abaixo do umbigo). *Lung* é responsável pela estruturação do corpo humano e pelo processo de inspiração e expiração. Faz o sangue correr pelos vasos sangüíneos e mantém o corpo vivo em função dessas atividades. De modo geral, *Lung* é responsável pela acuidade dos órgãos sensoriais.

Lung *(Pneuma) tem as seguintes características básicas:*

- flexível / dinâmico
- áspero
- fresco (ou frio)
- sutil (fino)
- leve
- duro (firme)

A característica "sutil" designa a capacidade de *Lung* (Pneuma) de permear todas as coisas. A característica "duro" se refere a uma força capaz de se opor (força antagônica). Um exemplo disso é o ato de caminhar contra o vento: é difícil (ou "duro") avançar quando o vento sopra na direção contrária.

A energia corporal *Lung* (Pneuma) se divide em cinco subcategorias:

1. Vento que dá sustentação à vida

Sua origem é o alto da cabeça. Este vento circula a partir da origem até o centro da região peitoral. É responsável pelo ato de engolir alimentos sólidos e líquidos, pela inspiração e expiração, pelo ato de cuspir, chorar, espirrar e assoar o nariz, pelos arrotos e eructações. Também é responsável pela acuidade (clareza) dos sentidos, lucidez mental e capacidade de concentração. Garante a base física para o funcionamento contínuo da mente, por isso é considerado uma "interface" entre corpo e mente, mantendo-os unidos. Ele também impulsiona a comida ingerida na passagem do esôfago para o estômago. Por isso, pode-se dizer sobre este tipo de vento: "o ato de comer e beber mantém corpo e alma unidos".

2. Vento ascendente

Sua origem fica no peito, na altura do esterno. Esse vento circula basicamente na região do nariz, da língua e da garganta. Nesse último local, ele atua juntamente com o vento que dá sustentação à vida. É responsável pelo ato de falar, garante memória clara e rapidez de raciocínio, aumenta a força física, estimula a iniciativa e proporciona carisma pessoal e pele clara e brilhante.

3. Vento de penetração

Sua origem é o coração, especialmente o chamado "canal da vida". A partir dali, ele se espalha e se infiltra em todo o corpo humano. É responsável pelos movimentos físicos, pelo ato de estirar e dobrar os membros e pela abertura e fechamento dos orifícios corporais (como boca e olhos). Quase todos os movimentos físicos dependem desse vento.

4. Vento semelhante ao fogo

Outro nome desse vento é: "vento que equilibra com o poder do fogo". Sua origem é a porção mais baixa do estômago. Ele circula através de todos os seis órgãos ocos (estômago, intestino delgado, intestino grosso, vesícula biliar, bexiga e "receptáculo da vida", isso é, testículos e ovários). É responsável pela digestão, pois processa os alimentos ingeridos, separando os nutrientes dos resíduos. Além disso, é parcialmente responsável pela maturação dos componentes físicos.

5. Vento que impulsiona para baixo

Esse vento também é chamado "vento expelido para baixo" ou "vento que abre os canais inferiores". Sua origem é a área genital e a região do ânus — chamadas "regiões secretas". Ele circula no intestino grosso, na bexiga, nos órgãos genitais e nos quadris. Controla a retenção ou ejaculação do sêmen, o sangramento menstrual, as fezes e a urina, assim como o feto durante a gravidez.

མཁྲིས་པ།

Tripa (Bile)

A energia corporal *Tripa* é — como se pode observar nas reações psicofisiológicas de irritação e raiva causadas por ela — responsável pelo aquecimento do corpo. Todos os aspectos do fogo, ou seja, a termodinâmica fundamental do organismo, assim como os processos de alimentação e digestão, formam seu âmbito principal de atividade. *Tripa*/Bile é o princípio vital que nos faz sentir fome e sede. Seu elemento correspondente é o fogo. *Tripa* também é responsável pela temperatura corporal, inspira coragem e produz pele clara e carisma positivo. O intelecto também depende dessa energia corporal. Considera-se que sua localização principal é a região "entre o umbigo e o coração". Segundo a patologia galênica dos humores, a bile se divide em duas categorias. Para a medicina tibetana, "bile" e "sangue" são princípios distintos. Todas as doenças consideradas "quentes" têm relação com um desequilíbrio da energia *Tripa*/Bile.

Tripa *(Bile) tem as seguintes características básicas:*

- quente
- picante / cáustico
- leve
- oleoso
- de ação rápida
- (levemente) purgante

- fétido
- líquido

A energia corporal *Tripa* (Bile) se divide em cinco subcategorias:

1. Bile digestiva

Sua origem é o centro do trato digestivo, entre os alimentos que ainda não foram digeridos e aqueles que já foram. Pode ser comparada ao "calor digestivo", por isso é extremamente importante para a preservação da saúde corporal. Sua função é digerir os alimentos e separar os nutrientes dos resíduos, ou seja, separar o material puro do impuro. A bile digestiva fornece calor ao organismo e estimula os outros quatro tipos de *Tripa*/Bile. De modo geral, a bile digestiva aumenta a força física.

2. Bile colorífica

Outros termos usados para essa subcategoria são "bile que modifica a cor" ou "bile reguladora da cor". Sua origem é o fígado. A bile colorífica é responsável pela transformação das cores nos alimentos e nos outros componentes do organismo. Graças a ela, o sangue fica vermelho, o líquido biliar se torna amarelo etc. A coloração da pele também depende desse tipo de energia *Tripa*/Bile.

3. Bile estimulante

Esse tipo de bile também pode ser chamado "bile das realizações" ou "bile das resoluções". Sua origem é o coração. Ela inspira coragem, inteligência e força de vontade, sendo responsável pela capacidade de afirmação e autoconfiança para a realização dos desejos e objetivos de cada pessoa. No sentido negativo, esse tipo de bile pode inspirar orgulho, arrogância ou excesso de confiança em suas próprias capacidades.

4. Bile visual

Esta bile tem origem nos olhos e permite enxergar objetos no mundo exterior.

5. Bile purificadora da pele

Esse tipo de bile tem origem na epiderme. É responsável pelo aspecto da tez e pelo rubor do rosto, dando vigor e elasticidade à pele, além de boa aparência e carisma que resultam dessas características.

བད་ཀན།

Péken (Fleuma)

A energia corporal *Péken* (Fleuma) é o aspecto fluido ou líquido do organismo, portanto tem relação com o elemento água. Todos os fluidos do organismo dependem da fleuma, que é responsável pela lubrificação do corpo como um todo (inclusive as articulações). Portanto, a fleuma controla as conexões e junções dentro do corpo, assim como sua maciez e elasticidade. É responsável por todos os processos que envolvem umidade e fluidez. *Péken* (Fleuma) também influencia a constância e a firmeza (no sentido de paciência) do corpo e da mente. Assim, cria um fundamento estável e, nesse sentido, corresponde ao elemento terra. A patologia humoral usa o termo *phlegma* para definir essa energia corporal. A necessidade de dormir é uma decorrência da fleuma. Com base nessas características, pode-se concluir que a fleuma também tem relação com o embotamento dos sentidos, a lentidão, a pachorra e a preguiça. É sua característica mais "pesada" e "estática". A região "acima do coração" é considerada a origem principal dessa energia corporal.

Péken ***(Fleuma) tem as seguintes características básicas:***

- fresco
- pesado
- obtuso
- oleoso
- suave
- liso
- estático
- aderente (pegajoso)
- sólido (estável)
- de atuação lenta

A energia corporal *Péken* (Fleuma) se divide em cinco subcategorias:

1. Fleuma de sustentação
Sua origem é o peito, sobretudo ao longo do esterno. Ela sustenta e estimula os outros quatro tipos de fleuma e é responsável pelo equilíbrio dos líquidos no organismo, ou seja, o funcionamento de todos os fluidos corporais.

2. Fleuma de decomposição
Esse tipo de fleuma também é chamado "fleuma de mistura" ou "fleuma de combinação". Localiza-se na parte superior do trato digestivo, onde se coletam os alimentos não-digeridos — ou seja, basicamente na região superior do estômago. Para que os alimentos penetrem lentamente no estômago com a ajuda da "fleuma de sustentação", são "detidos" na passagem entre o esôfago e o estômago, perto de sua parte superior. Então, a "fleuma de decomposição" realiza a mistura de alimentos sólidos e líquidos. Finalmente, ela decompõe os alimentos, realizando assim um estágio importante na separação da comida no interior do trato digestivo.

3. Fleuma do paladar
Essa categoria também é chamada "fleuma que cria a sensação dos sabores". Sua origem é a língua e a cavidade bucal. É responsável pela percepção dos seis sabores: doce, azedo, salgado, amargo, quente e adstringente. (Mais informações sobre este assunto no capítulo "Os tipos de sabores" nas pp. 121ss.)

4. Fleuma da satisfação
Esse tipo de fleuma tem origem na região da cabeça e cria a sensação de prazer sensual. É graças a ela que determinados ruídos nos parecem agradáveis, determinados cheiros nos parecem aromas, determinados sabores nos agradam, percebemos beleza em determinados objetos etc.

5. Fleuma das conexões
Está localizada nas articulações do corpo, onde ela cria conexões para que as partes do corpo possam se dobrar e estirar-se.

Resumo: As três energias fundamentais podem ser definidas como processos fisiológicos e bioquímicos no interior do organismo. *Lung* (Pneuma) tem relação com as atividades do sistema nervoso e com o metabolismo em geral. *Tripa* (Bile) tem relação sobretudo com os processos catabólicos (= de decomposição) do metabolismo. *Péken* (Fleuma) está presente nos processos anabólicos (= de estruturação) do metabolismo.

Quando as três energias corporais existem em quantidade suficiente em suas respectivas origens (localização), o corpo humano tem saúde e equilíbrio. Isso significa que um eventual desequilíbrio ou distúrbio das energias corporais pode ser acusado pelo aumento ou diminuição de suas quantidades ou pela mudança de localização (deslocamento).

Os sete componentes físicos

O corpo humano é formado por um total de sete componentes físicos, isto é, elementos constituintes que garantem sua sustentação. Cada um desses componentes físicos está presente no corpo em quantidades exatas. Portanto, o aumento ou diminuição dessas substâncias básicas pode causar distúrbios ou desequilíbrios.

De acordo com a medicina tibetana, essas substâncias básicas do organismo são formadas a partir de processos metabólicos que têm início com a ingestão de alimentos. Ao longo desses processos, o alimento se converte em dois subprodutos: uma *essência nutritiva* e um *resíduo*. Isso significa que se criam partes puras e impuras. Com exceção dos resíduos fabricados logo no início do processo metabólico (fezes e urina), as duas partes sempre têm importância fundamental para a sustentação do organismo.

Quando a qualidade das respectivas essências diminui, podem ocorrer distúrbios em forma de doenças. Mais adiante neste capítulo, vamos descrever as sucessivas cadeias metabólicas das essências puras e dos produtos residuais. Antes disso, é preciso explicar o princípio do calor digestivo e o processo digestivo em geral.

O CALOR DIGESTIVO

Os textos de medicina tibetana descrevem quatro (às vezes sete) subcategorias do calor digestivo. Para os propósitos deste livro, o calor digestivo pode ser comparado à "bile digestiva" que já mencionamos anteriormente. Esse calor metabólico é responsável por toda a regulação térmica do organismo e pelo processo digestivo propriamente dito. Quando o calor digestivo é fraco demais, uma boa parte dos alimentos digeridos é eliminada antes do fim da digestão. O resultado é o desperdício de parte da comida por deficiência em sua separação e utilização. Além disso, existe uma sobrecarga para o organismo, que pode provocar flatulência (gases) etc. Quando o calor digestivo é fraco demais, a falta de nutrientes pode, com o tempo, causar alguns sintomas de deficiência. Portanto, o simples uso de suplementos alimentares, vitaminas etc. é inútil a longo prazo se o calor digestivo não for estimulado ao mesmo tempo.

Os alimentos mornos e leves descritos no capítulo "Hábitos alimentares" nas pp. 113ss. podem fortalecer e estimular o calor digestivo. De acordo com a medicina tibetana, essa é a condição básica da saúde e da longevidade. Mas o calor digestivo também pode ser ativo demais. Então, ele atrai os componentes físicos e praticamente os destrói por "combustão". A longo prazo, o excesso de calor digestivo também pode causar sintomas de deficiência e fraqueza generalizada do organismo.

O calor digestivo cumpre as seguintes funções:

- Fornece calor (regulação térmica geral do organismo).
- Separa os nutrientes (a essência) dos resíduos (o excesso).
- Depois do fim da digestão, leva os resíduos para fora do aparelho digestivo.
- Impede a penetração de substâncias não-digeridas nos canais dos alimentos digeridos.
- Aumenta a quantidade de componentes físicos.
- É responsável pelo rubor da pele, pelo aspecto saudável e pelo magnetismo pessoal.
- Aumenta a força física.

O predomínio de uma das energias corporais sobre as outras causa os seguintes efeitos sobre o calor digestivo:

Quando há excesso de *Lung* (Pneuma), o calor digestivo fica instável.

Quando há excesso de *Tripa* (Bile), o calor digestivo se acelera e fica muito ativo.

Quando há excesso de *Péken* (Fleuma), o calor digestivo diminui.

Quando há excesso de uma combinação de *Lung* (Pneuma) e *Tripa* (Bile), o calor digestivo fica muito impetuoso e ativo.

Quando há excesso de uma combinação de *Tripa* (Bile) e *Péken* (Fleuma), o calor digestivo continua mais ou menos estável.

Quando há excesso de uma combinação de *Lung* (Pneuma) e *Péken* (Fleuma), o calor digestivo é mais fraco.

EFEITOS DO PREDOMÍNIO DAS ENERGIAS CORPORAIS SOBRE O CALOR DIGESTIVO

Excesso de	Efeito sobre o calor digestivo
Lung	Instável, irregular
Tripa	Acelerado, hiperativo
Péken	Lento, reduzido
Lung / Tripa	Muito ativo e impetuoso
Tripa / Péken	Mais ou menos estável
Lung / Péken	Fraco

Quando as três energias corporais fluem em equilíbrio, o calor digestivo tem condições ideais para cumprir suas funções no organismo.

O PROCESSO DIGESTIVO

Os textos tibetanos afirmam que o processo digestivo acontece totalmente no estômago, mas acredita-se que o "estômago", na terminologia tibetana, seja um conceito genérico que serve para descrever todo o trato gastrintestinal — ou seja, o estômago, o duodeno, o intestino delgado e uma parte do intestino grosso. Além disso, a localização ou origem de uma determinada energia corporal não significa um local fixo, mas seu predomínio numa região específica do corpo humano. Em tibetano, "digestão" quer dizer literalmente "fusão" ou "dissolução". Durante o processo digestivo ocorre uma transformação do quimo (massa de alimentos parcialmente digeridos). Portanto, a proporção dos elementos muda também. De acordo com a medicina tibetana, pode-se dizer que são os "sabores que mudam" (ver "Os tipos de sabores" nas pp. 121ss.) Como será explicado em detalhes a seguir, quando o processo digestivo tem início, este processo se põe em movimento e se intensifica a si mesmo. Isso significa que:

1. Fleuma produz mais fleuma
2. Bile produz mais bile
3. Pneuma produz mais pneuma.

Até certo ponto, essa concepção do processo digestivo pode ser comparada à atuação dos hormônios nos tecidos segundo a medicina ocidental.

1. Depois de absorvidos, os alimentos sólidos e líquidos são levados do esôfago para o estômago pelo "vento que dá sustentação à vida". A fleuma de mistura se localiza na parte superior do estômago. Seu papel é misturar as porções sólidas e líquidas dos alimentos ingeridos. As partes líquidas ajudam na decomposição da comida, enquanto as partes oleosas dos alimentos sólidos servem para amolecer e diluir o quimo. Nessa fase, aumenta a proporção dos elementos terra e água, ou seja, a energia corporal *Péken* (Fleuma) se intensifica no organismo como um todo. Isso também vale para a fleuma de mistura — em outras palavras, o processo digestivo se mantém e acelera a si mesmo. Desse modo, o quimo se torna doce e espumoso. Esse processo dura cerca de meia hora, mas pode levar até duas horas.

2. Em seguida, a bile digestiva é atiçada pelo vento semelhante ao fogo, o que causa uma espécie de "fervura" e a primeira divisão do quimo no interior do estômago. A medicina tibetana chama este processo de "fogo embaixo de um cadinho de remédio". Nessa fase, aumenta a proporção dos elementos fogo e terra, o que intensifica a energia corporal *Tripa* (Bile) em todo o organismo. Portanto, o quimo se torna quente e azedo. Esse processo dura entre meia hora e uma hora e meia depois da refeição, mas pode se estender por até quatro horas.

3. Na fase final, a essência nutritiva é separada dos resíduos graças ao vento semelhante ao fogo. Desse modo, o quimo se torna amargo e a energia corporal *Lung* (Pneuma) se intensifica em todo o organismo — assim como o vento semelhante ao fogo — em função de sua própria atividade. Geralmente, esse processo dura de uma hora e meia até quatro horas depois da refeição, mas pode se estender por até seis horas.

O corpo humano consiste numa combinação de cinco elementos. Estes cinco elementos também estão presentes na comida ingerida. Portanto, o processo digestivo serve para garantir sua absorção. É assim que as funções corporais se mantêm. Esse processo também pode ser descrito do ponto de vista qualitativo: alimentos pouco naturais ou de qualidade inferior não conseguem suprir o organismo com uma combinação realmente eficaz dos cinco elementos. Eles só ativam o calor digestivo desnecessariamente e sobrecarregam o trato digestivo. A condição básica da boa saúde é a absorção integral dos alimentos ingeridos, ou da essência nutritiva que resultou deles.

A criação dos componentes físicos

Depois da digestão do quimo tal como explicamos anteriormente, ele é processado no intestino delgado, dividindo-se em essência nutritiva e numa porção impura. Isso se dá do mesmo modo que no processo digestivo — pelos processos de mistura, digestão e separação. O mesmo mecanismo se repete em todos os outros processos que levam à criação dos componentes físicos. A porção impura é separada em matéria líquida e sólida. Os líquidos são excretados na urina e os sólidos são evacuados pelas fezes. A essência nutritiva passa então para o fígado, atravessando os nove "canais de transporte da essência".

Depois disso, a essência nutritiva continua a ser processada e "aprimorada" no ***fígado***, basicamente por meio do calor e dos processos mencionados acima. Finalmente, a porção pura se transforma em sangue. O sangue é um componente essencial de todos os processos corporais e serve, entre outras coisas, como canal de comunicação no interior do organismo. A porção

Seqüência das fases digestivas

Alimentos sólidos / líquidos → são conduzidos ao estômago pelo "vento que dá sustentação à vida"

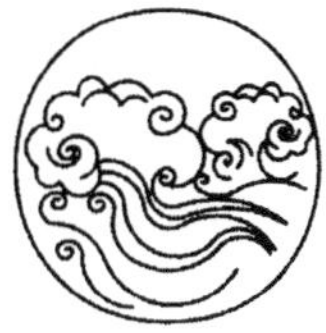

↓

Aproximadamente meia hora depois da refeição:
os alimentos são misturados pela "fleuma de mistura"; o quimo fica doce e espumoso, a energia *Péken* se intensifica em todo o organismo.

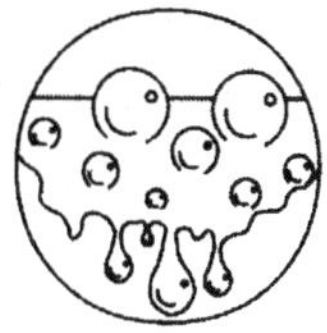

↓

De meia hora a uma hora e meia depois da refeição:
a "bile digestiva" é atiçada pelo "vento semelhante ao fogo"; o quimo fica quente e azedo; a energia *Tripa* se intensifica em todo o organismo.

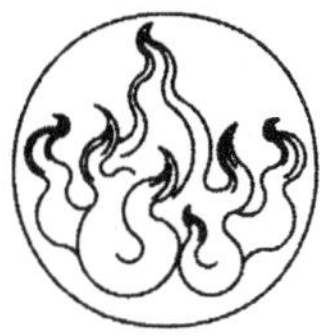

↓

Cerca de uma hora e meia depois da refeição:
a essência nutritiva é separada dos resíduos pelo "vento semelhante ao fogo"; o quimo fica amargo; a energia *Lung* se intensifica em todo o organismo.

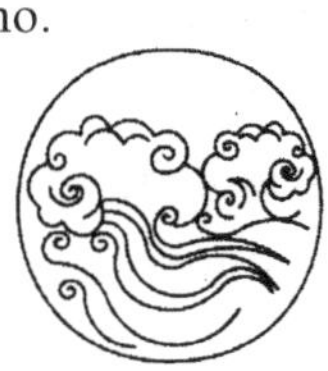

impura separada no fígado fortalece a fleuma de decomposição que atuou na primeira fase da digestão.

No ***sangue***, as essências continuam a ser aprimoradas e a porção pura se converte em musculatura. A porção impura passa para a vesícula biliar em forma de bile. No diagnóstico da urina, essa substância pode ser encontrada parcialmente em forma de albumina.

O processo de aprimoramento continua na ***musculatura***, onde a porção pura se transforma em tecido adiposo e cartilagem. A porção impura é excretada através dos nove orifícios do organismo. Essa excreção se dá, por exemplo, pela secreção amarelada nos cantos dos olhos ("remela") ou pelo cerume (a chamada "cera de ouvido").

No ***tecido adiposo***, a essência se aprimora mais ainda e a porção pura se transforma em matéria óssea. A porção impura é eliminada pelo suor e pelas glândulas sebáceas, ou se converte em substância oleosa que pode ser removida por lavagem e esfregação.

Nos ***ossos***, o processo de aprimoramento continua e a essência se transforma em medula óssea. A porção impura se converte em pêlos, dentes, unhas das mãos e dos pés.

Na ***medula óssea***, a essência atinge o grau máximo de maturação. A porção pura se transforma nos fluidos regenerativos do ***sêmen*** e do ***óvulo***, e a porção impura se converte em pele ou é eliminada pelas fezes. Além disso, ela gera os componentes oleosos sólidos do organismo. Esses componentes servem (entre outros fins) para criar uma "oleosidade" na pele, encarada como fator importante pela medicina tibetana. O grau de oleosidade também é influenciado pela transformação em fezes ou pela evacuação.

A porção pura dos fluidos regenerativos — também chamados de "elemento branco e vermelho" — se transforma no fluido vital. O ***fluido vital*** é o fundamento e a quinta-essência da vida, a essência em seu grau máximo de pureza. Os escritos tântricos afirmam que sua origem é o coração (por exemplo, no canal vital), mas a energia inerente ao fluido vital preenche o organismo como um todo e lhe dá um poder de irradiação e uma aparência luminosa.

A porção impura dos fluidos regenerativos é transformada em fluidos reprodutores, isto é, o líquido seminal e o óvulo, que são o fundamento da existência física. Sua origem são os ovários ou os testículos.

CRIAÇÃO DOS COMPONENTES FÍSICOS

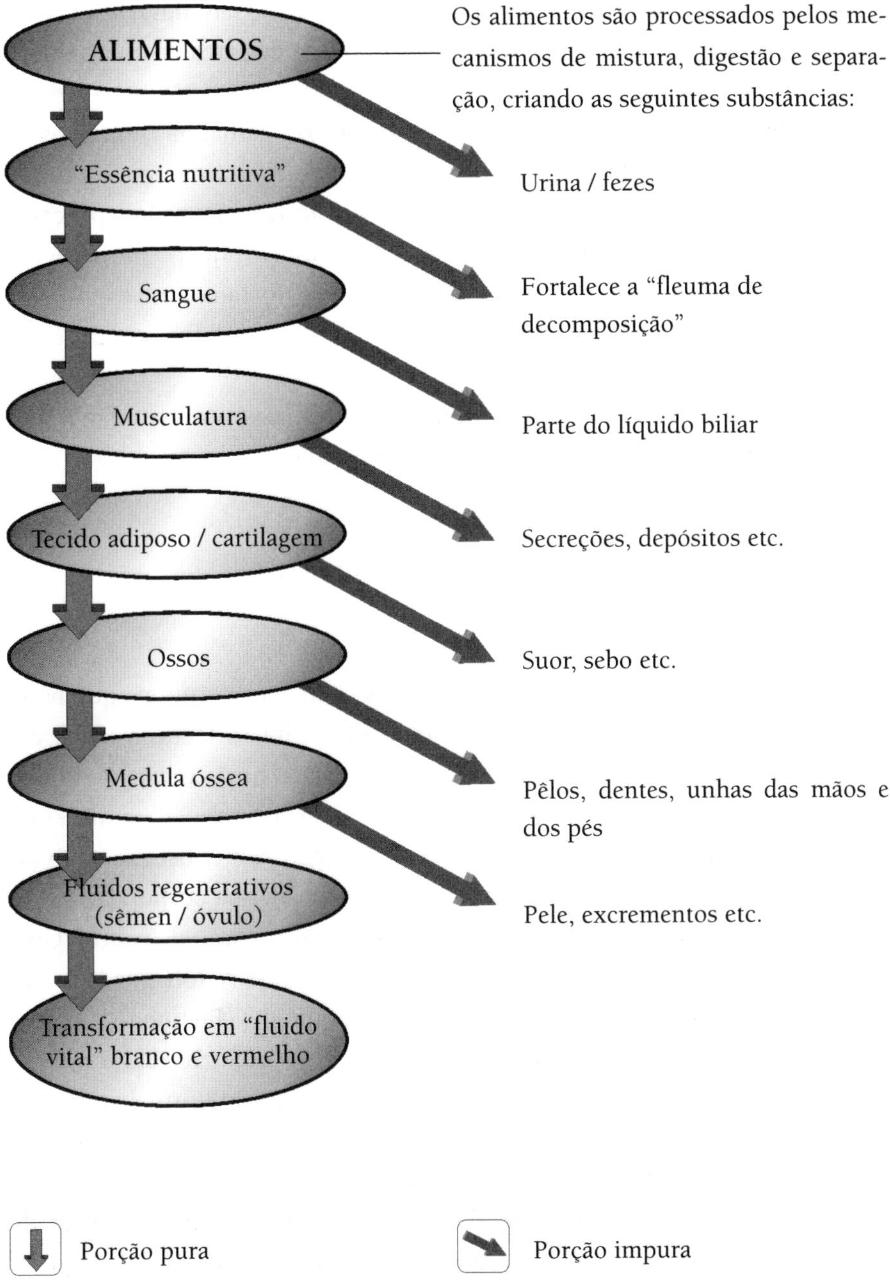

Do ponto de vista do mecanismo físico da procriação, essa origem equivale ao "coração", no sentido de centro. Na medicina tibetana não existe o conceito de "hormônio". Assim, termos como esses podem enriquecer a terminologia da medicina ocidental, aperfeiçoando sua classificação.

Todo o processo de assimilação descrito acima leva de seis dias a no máximo sete dias. Portanto, a maioria dos alimentos precisa de cerca de uma semana para se transformar em fluido vital.

Mas há certos alimentos e remédios, como os chamados "remédios da fertilidade" ou os afrodisíacos (ver capítulo "Rejuvenescimento e o processo de extração da essência" nas pp. 251ss.), que atravessam todo o processo de assimilação em algumas horas ou em apenas uma hora.

Quase todos os outros remédios da medicina tibetana atravessam esse ciclo em no máximo 24 horas, causando um efeito específico em cada um dos estágios descritos acima.

Por outro lado, os efeitos de algumas substâncias no organismo (por exemplo alguns venenos) podem durar até um ano.

As excreções corporais

Na Árvore da Medicina tibetana, o ramo das excreções corporais que parte do ramo principal, acima do corpo saudável, inclui as fezes, a urina e a transpiração. Estes são os caminhos possíveis pelos quais o corpo elimina em forma sólida ou líquida as substâncias não-absorvíveis. Quando essas excreções não acontecem adequadamente, o corpo não consegue se livrar de todas as toxinas. O resultado são distúrbios da energia corporal.

Um aumento na quantidade de fezes pode levar à prisão de ventre. Uma diminuição pode levar à diarréia. Freqüentemente, esses dois quadros têm relação com um desequilíbrio da energia corporal *Lung* (Pneuma). A eliminação insuficiente de urina pode, entre outras coisas, reduzir a coloração do organismo. A medicina tibetana considera a transpiração normal como um fator muito importante, pois ela garante um bom funcionamento da pele.

Quando a transpiração é insuficiente, a pele tende a ressecar e descamar-se. Por outro lado, o excesso de transpiração pode causar doenças de pele. Do ponto de vista técnico, a medicina tibetana considera os pêlos corporais e as unhas das mãos e dos pés como excrescências. Como não causam distúrbios, geralmente são levados em conta só como fatores de diagnóstico.

Quando todos os fatores das excreções corporais, dos componentes físicos e das energias corporais estão em perfeito estado de equilíbrio, o resultado é a saúde física e o florescimento do corpo em harmonia. As doenças são causadas por uma ruptura no equilíbrio desses três fatores.

Seção II

O CORPO DOENTE

ORIGENS DAS DOENÇAS

A seguinte analogia serve para explicar a diferença ou transição entre o primeiro e o segundo ramos que partem da primeira raiz da Árvore da Medicina: "Em boas condições de saúde, o corpo humano é como água — em estado de doença, o corpo humano é como gelo."

Essa comparação tenta mostrar que o equilíbrio entre os componentes físicos fundamentais, as excreções corporais e as energias corporais se perdeu, interrompendo o fluxo harmonioso do organismo. A comparação com o gelo se aplica melhor às doenças consideradas frias ou crônicas, nas quais o equilíbrio se estagnou. Com respeito às doenças quentes ou agudas, poderíamos dizer que a água se evaporou. Quais são as causas desse estado de desarmonia?

A **causa fundamental** de todo sofrimento e, portanto, de todas as doenças, é uma visão equivocada da realidade. Isso significa que o corpo e a mente se associam a um "ego" (ou um "eu") que se supõe independente, capaz de existência autônoma.

Talvez devêssemos perguntar qual é, afinal de contas, a localização física desse "ego", já que nem os yogues (ascetas indianos) nem os neurocirurgiões ocidentais são capazes de dizer onde achá-lo. Além disso, até que ponto esse "ego" é independente? Na visão da medicina tibetana, ele só existe pela interpenetração, sincronicidade e influência recíproca de todos os outros "egos" e todos os outros elementos do universo?

Para esclarecer essa questão (e muitas outras), a ciência tântrica criou instruções precisas para que cada pessoa realize experimentos no interior de seu próprio complexo corpo/mente. Com esses exercícios de meditação, qualquer pessoa pode começar a procurar suas respostas.

Há séculos, a filosofia tibetana costuma explicar essas correlações usando o exemplo do arco-íris. A origem fundamental do arco-íris é o sol com seus raios, e as condições que precipitam o fenômeno são as gotas de chuva. Quando as gotas de chuva caem, por assim dizer, numa direção oposta aos raios de sol, sofrem um efeito de difração e refletem a luz de uma determinada maneira que leva à formação do arco-íris. É uma manifestação passageira pois, assim que uma nuvem tapa o sol ou assim que a chuva pára, o espetáculo maravilhoso e "real" do arco-íris acaba imediatamente. Isso significa que o arco-íris não é uma entidade independente, capaz de existir por conta própria.

Do mesmo modo, o "ego" é um fenômeno real, mas sem existência independente. Sua manifestação no mundo material se baseia em determinadas causas e determinadas condições de acionamento, que funcionam como gatilhos. Essas condições podem ser sentimentos fortes, hábitos arraigados, pensamentos etc. Em última análise, a natureza do "ego" é um vácuo, mas a palavra "vácuo" não deve ser confundida aqui com o "nada", o "não-ser". O budismo tibetano encara o vácuo como um espaço infinito que não tem centro nem limites. Esse espaço também tem relação com a "irradiação do conhecimento". A compreensão profunda e a interiorização do fato de que o "ego" essencialmente não existe faz com que a luz do conhecimento se acenda — em outras palavras, leva à iluminação.

Do mesmo modo, a doença não existe por conta própria, não tem existência independente. A manifestação de doenças depende em primeiro lugar da ignorância do próprio paciente. Além disso, as causas primárias que geram doenças são envolvimento emocional, rejeição e apatia, além de condições eventuais de acumulação e acirramento por causa das estações do ano, alimentação imprópria, padrões impróprios de comportamento etc.

A ignorância fundamental leva à criação de um total de 84.000 emoções aflitivas. Essas, por sua vez, podem gerar um total de 84.000 doenças diferentes. Esse total pode ser combinado em categorias maiores para formar 1.616 doenças, que por sua vez podem ser concentradas em 404. Essas últimas podem ser reduzidas para um total de 101 doenças básicas, causadas por um desequilíbrio das energias corporais.

Os tibetanos são mestres na arte das classificações perfeitas. Nos textos clássicos, os vários distúrbios são descritos e divididos com base em diferentes aspectos. A vantagem dessa mania de classificação é que uma doença pode ser estudada e examinada não apenas de maneira esquemática e linear, mas também de muitos outros pontos de vista.

Causas remotas das doenças

Os três venenos mentais básicos do desejo (ganância), raiva (ódio) e apatia (alheamento) formam as causas remotas das doenças.

Esses três venenos mentais levam diretamente à formação das três energias corporais correspondentes: *Lung* (Pneuma), *Tripa* (Bile) e *Péken* (Fleuma). É por isso que são chamados de causas remotas ou primárias das doenças. Além disso, fatores como alimentação e comportamento da mãe durante a gravidez e a qualidade do esperma e do óvulo também são importantes para a formação do tipo de constituição física de cada pessoa.

Todos esses fatores não causam necessariamente doenças relacionadas com o karma. Mas o padrão básico que predomina no complexo corpo/mente tende a atrair a energia corporal equivalente. Desse modo, esse potencial se manifesta também no nível físico.

Geralmente, certas condições adicionais são necessárias para que esse potencial se manifeste plenamente. Nos planos físico, emocional e mental, é possível influenciar a intensidade e permanência desse potencial latente.

Nas ilustrações dos *thangkas* da medicina tibetana (imagens pintadas dos Budas para fins de ensinamento e meditação), as três causas remotas das doenças são representadas pelos seguintes animais:

Lung (Pneuma):	Galo vermelho
Tripa (Bile):	Cobra verde
Péken (Fleuma):	Porco preto

Outras ilustrações usam o simbolismo de um casal durante o ato sexual, o que leva à criação da energia *Lung*. A imagem de dois homens numa luta de boxe é usada para representar a criação da energia *Tripa*, enquanto uma pessoa adormecida representa a energia corporal *Péken*.

Origem das energias corporais a partir dos três venenos mentais básicos

Energia corporal	**é formada por:**
Lung (Pneuma)	desejo, envolvimento emocional
Tripa (Bile)	aborrecimento, irritação, raiva, ódio
Péken (Fleuma)	apatia, visão estreita

Causas imediatas das doenças

As seguintes causas são consideradas causas imediatas ou fatores adicionais para o surgimento de doenças. Esses fatores abrangem doenças causadas pelo karma e aquelas causadas ao longo da vida pela ruptura das energias corporais:

- mudanças sazonais (influência das estações do ano)
- padrões de alimentação e comportamento, e
- as chamadas forças invisíveis

Cada um desses fatores pode ser:

- forte demais
- fraco demais
- expresso de maneira antinatural

Esses fatores causam desordens ou desequilíbrios na harmonia corporal. Exemplos disso são o excesso de impressões que afetam o organismo depois de várias horas vendo televisão, ou o desequilíbrio das energias corporais causado por música em volume muito alto. Em matéria de alimentação, uma predileção antinatural por doces, comidas picantes etc. pode levar a um desequilíbrio da energia correspondente (ver "Padrões genéricos de comportamento" nas pp. 103ss. e "Hábitos alimentares" nas pp. 113ss.)

A **acumulação** de uma energia corporal sempre acontece em sua respectiva localização. Trata-se de um processo natural que decorre da própria característica das energias predominantes, como por exemplo a estação do ano, em ressonância com o respectivo princípio corporal. Quando a localização original é preenchida totalmente com a energia corporal correspondente, essa energia começa a transbordar e invade a localização de outra energia corporal.

Para que isso aconteça, são necessários fatores adicionais como calor ou frio. O mais tardar nesse estágio, o transbordamento da energia se manifesta como desordem dos *humores* ou em forma de doença. Quando esses desequilíbrios acontecem, o organismo mostra uma tendência natural para o reequilíbrio dos hábitos alimentares e padrões de comportamento. Então, a sabedoria interior do organismo tenta escolher — pelo menos até a manifestação plena da doença — hábitos alimentares e padrões de comportamento capazes de combater a doença (ver também "Mudanças sazonais" nas pp. 85ss.)

Mas a sabedoria instintiva do organismo, inerente a todos os seres humanos, parece cada vez menor. Os motivos dessa tendência são a degeneração dos hábitos alimentares e dos padrões de comportamento (por exemplo, consumo excessivo de doces, de alimentos muito ricos e pesados ou o hábito de ficar grudado na televisão) nas sociedades ocidentais industrializadas. Crianças que crescem num ambiente artificial não conseguem desenvolver comportamentos naturais. Do ponto de vista da medicina tibetana, essas crianças estão constantemente expostas a um excesso de certos tipos de sabores, impressões sensoriais etc. Se as medidas para inverter o processo não forem tomadas a tempo, as doenças correspondentes acontecerão inevitavelmente. Sentir necessidade de comer alguma coisa doce pode ser uma reação natural do organismo. Mas, a longo prazo, faz muita diferença satisfazer o desejo com uma colherada de própolis ou mel, ou com um prato cheio de bolinhos de chocolate!

Para manter boa saúde, em cada etapa da vida e em cada estação do ano faça o possível para não estimular as características daquela fase de acumulação. Tente restabelecer o equilíbrio com hábitos alimentares e padrões de comportamento opostos. Se a acumulação já tiver acontecido, é possível aliviar a manifestação de doenças acionando os fatores opostos.

Fatores fundamentais para a evolução e pacificação das doenças

Segundo a medicina tibetana, cada uma das três energias corporais tem sua localização principal numa área específica do organismo. *Lung* (Pneuma) tem origem sobretudo na região abaixo do umbigo, *Tripa* (Bile) se localiza basicamente entre o umbigo e o diafragma, e *Péken* (Fleuma) se encontra principalmente acima do diafragma.

Localização das energias *Lung*, *Tripa* e *Péken*

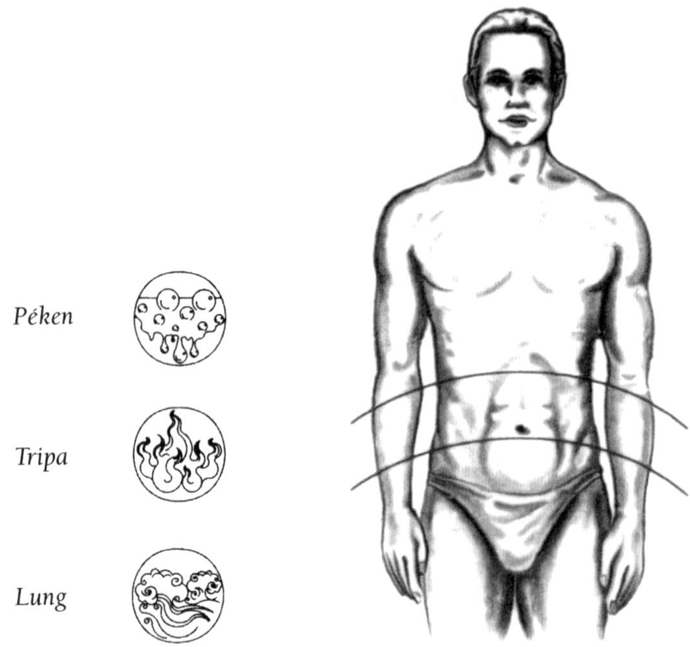

Existem fatores fundamentais que levam à intensificação de cada uma das três energias corporais, à manifestação do desequilíbrio correspondente e ao surgimento da respectiva doença e suas possibilidades de alívio. Esses fatores têm relação com os padrões de comportamento e os hábitos alimentares e, além disso, determinam as possibilidades de tratamento interno e externo.

Causas da intensificação:

- *Lung* (Pneuma): (sobretudo) características leves e ásperas
- *Tripa* (Bile): (sobretudo) características quentes, oleosas, ligeiramente fétidas
- *Péken* (Fleuma): (sobretudo) características pesadas, macias, estáticas, oleosas, aderentes ou pegajosas.

Esses fatores coincidem com as características básicas de cada energia corporal. Mas, além dos fatores fundamentais, existem também as chamadas **condições suplementares**:

- Para *Lung* (Pneuma): exposição ao calor
- Para *Tripa* (Bile): exposição ao frio
- Para *Péken* (Fleuma): exposição à friagem

Condições para a manifestação de doenças:

Lung (Pneuma): frio
Tripa (Bile): calor
Péken (Fleuma): abafamento (umidade)

Possibilidades de alívio das doenças:

Lung (Pneuma): oleoso e morno
Tripa (Bile): obtuso e fresco
Péken (Fleuma): áspero, flexível, leve, quente

Esses fatores se harmonizam com os fatores opostos da energia corporal respectiva.

Canais de entrada e passagem das doenças

Para facilitar a compreensão dos mecanismos de entrada e propagação das doenças no interior do organismo, o capítulo sobre canais de entrada e passagem foi colocado antes da exposição sobre as causas e condições das doenças.

Quando os fatores mencionados acima são acionados pelas circunstâncias que favorecem sua manifestação, descritas em detalhes no próximo capítulo, a doença invade o organismo. Então, ela começa a se espalhar pela pele, desenvolve-se na musculatura, circula pelos vasos sangüíneos, penetra nos ossos e atinge os órgãos internos. Finalmente, ela se concentra nos órgãos ocos e se fixa ali. Este caminho de propagação da doença é chamado de ***entrada***. Nem sempre o percurso acontece nessa ordem.

Cada energia corporal tem um ***canal de passagem*** específico. Isso significa que doenças relacionadas com as energias corporais circulam por esses canais e podem ser reconhecidas em função disso. De modo geral, *Lung* (Pneuma) circula através dos ossos. *Tripa* (Bile) prefere o caminho do sangue e do suor, enquanto *Péken* (Fleuma) circula nos demais componentes físicos.

Localização dos canais de passagem de **Lung** ***(Pneuma):***
- Entre as seções média e inferior do intestino delgado
- Ossos (em geral)
- Quadris (sobretudo as articulações dos quadris)
- Articulações (em geral)
- Pele
- Ouvidos
- Intestino grosso (sobretudo na fase de pós-digestão)

Localização dos canais de passagem de **Tripa** ***(Bile):***
- Intestino delgado (região do umbigo)
- Estômago
- Sangue
- Suor
- Linfa
- Na essência dos alimentos
- Olhos
- Pele
- Entre os alimentos digeridos e não-digeridos (transição do estômago para o intestino delgado)

Localização dos canais de passagem de **Péken** ***(Fleuma):***
- Peito
- Garganta

- Pulmões
- Região da cabeça
- Na essência dos alimentos
- Musculatura
- Tecido adiposo
- Medula óssea
- Sêmen e óvulo
- Fezes
- Urina
- Nariz
- Língua
- Estômago

Quando uma doença se manifesta numa das partes do organismo mencionadas acima, provavelmente existe um desequilíbrio das energias corporais respectivas.

Sintomas genéricos das energias *Lung* (Pneuma), *Tripa* (Bile) e *Péken* (Fleuma)

Cada uma das energias corporais se exprime na região do corpo correspondente. Além disso, há uma relação entre as energias corporais e determinados sintomas. Desse modo, é possível definir com mais exatidão qual das energias corporais está em desequilíbrio.

Sintomas genéricos da energia corporal *Lung* (Pneuma):

A energia corporal *Lung* localiza-se principalmente abaixo do umbigo. Por isso, a maioria dos sintomas também se manifesta nessa região. Além disso, os seguintes sintomas genéricos são considerados indício de *excesso* ou distúrbio da energia corporal *Lung*:

- Bocejar e suspirar constantemente
- Hábito de espreguiçar-se

- Tremores, calafrios, arrepios, sensação generalizada de frio
- Gosto adstringente na boca
- Movimentos do corpo causam dor
- Dores indefinidas (a dor varia de intensidade e qualidade, pode ser imprecisa e de repente se torna insuportável etc.)
- Dores mutáveis (a dor muda de lugar, pode estar na área dos rins, depois nos ossos, depois nas articulações etc.)
- Sensação generalizada de rigidez
- Dores de fome (dores no epigastro associadas à fome)
- Roncos na região abdominal
- Tendência à prisão de ventre ou diarréia
- Tendência à flatulência (gases)
- Falta de equilíbrio e sensação de vertigem
- Zumbido ou som agudo nos ouvidos
- Sensação de corpo dolorido (dor generalizada)
- Sensação de estar amarrado (dificuldade para se mexer)
- Sensação de que a pele e os ossos estão separados entre si
- Sensação de tensão em partes do corpo (por exemplo, nos olhos)
- Impaciência e inquietação generalizada
- Coloração da pele mais escura
- Insônia
- Dores agudas na parte de trás da cabeça
- Dores agudas na região da nuca
- Dores agudas nos maxilares
- Dores agudas no peito
- Dores na região da sétima vértebra cervical
- Expelir saliva espumosa pela manhã
- Tendência a falar demais
- Susceptibilidade e impaciência em geral
- Náuseas secas (sem vômito)
- Memória fraca (além de entorpecimento generalizado dos órgãos sensoriais)
- Instabilidade mental (por exemplo, melancolia)
- Dores depois da fase digestiva (= cerca de duas horas depois das refeições)

- Sintomas pioram mais ou menos duas horas depois das refeições, ao nascer do dia e no fim da tarde
- Sintomas do diagnóstico do pulso e da urina (ver "Diagnóstico do pulso" nas pp. 166ss. e "Diagnóstico da urina" nas pp. 184ss.)

Quando há ***redução*** da energia corporal *Lung* (Pneuma), ela se exprime geralmente por meio dos sintomas indicados no final dessa lista, que revelam excesso de *Péken* (Fleuma). Além disso, podem ocorrer os seguintes sintomas:

- Falta de desejo de comunicar-se
- Nível baixo de energia, letargia
- Desconforto físico

Sintomas genéricos da energia corporal *Tripa* (Bile):

A energia corporal *Tripa* (Bile) localiza-se principalmente entre o diafragma e o umbigo. Por isso, muitos dos sintomas associados a essa energia corporal também se manifestam nessa região. Além disso, os seguintes sintomas são considerados indício de ***excesso*** ou distúrbio da energia *Tripa*:

- Gosto amargo na boca
- Gosto azedo na boca
- Ressecamento da mucosa nasal
- Sonolência durante o dia
- Insônia, sono agitado
- Coloração amarelada das fezes e da urina
- Coloração amarelada da esclerótica (branco dos olhos)
- Coloração amarelada da pele
- Movimentos geralmente imprecisos e frouxos
- Sede intensa
- Sensação generalizada de calor
- Tendência ao suor excessivo
- Febre nos músculos
- Febre superficial
- Cheiro corporal muito forte

- Inquietação generalizada, beirando a agressividade
- Dores de cabeça
- Dores durante a fase digestiva (= de meia hora a duas horas depois das refeições)
- Sintomas se agravam durante a fase digestiva, por volta do meio-dia e à meia-noite
- Sintomas do diagnóstico do pulso e da urina (ver "Diagnóstico do pulso" nas pp. 166ss. e "Diagnóstico da urina" nas pp. 184ss.)

Quando há ***redução*** da energia corporal *Tripa* (Bile), ela se exprime principalmente por meio dos seguintes sintomas:

- Coloração da pele mais escura
- Perda do tônus e elasticidade da pele
- Diminuição generalizada do calor corporal
- Sensação de frio

Sintomas genéricos da energia corporal *Péken* (Fleuma):

A energia corporal *Péken* (Fleuma) localiza-se sobretudo acima do diafragma. Por isso, a maioria dos sintomas relacionados com esta energia também se manifesta ali. Além disso, os seguintes sintomas são considerados indício de ***excesso*** ou distúrbio da energia corporal *Péken*:

- Falta de apetite
- Barriga estufada e/ou dores logo depois das refeições
- Sensação generalizada de peso na região abdominal
- Arrotos
- Tendência à flatulência (gases)
- Tendência a engordar
- Perda da flexibilidade do corpo e das articulações
- Diarréia (fezes contêm restos de comida não-digerida e/ou catarro)
- Enfraquecimento ou perda do paladar
- Palidez da pele
- Palidez na região da boca (língua, gengiva, palato)
- Olhos pálidos e inchados

- Sensação de debilidade, lentidão e frouxidão do corpo e da mente
- Sonolência constante
- Dificuldade para respirar
- Muito muco (catarro viscoso na região do nariz e da garganta)
- Enfraquecimento do calor digestivo
- Letargia, hesitação, indecisão
- Sensação de frio interior
- Sensação de frio exterior
- Sintomas se agravam em dias úmidos e abafados
- Sintomas se agravam logo após as refeições, de manhã e à noite
- Sintomas do diagnóstico do pulso e da urina (ver "Diagnóstico do pulso" nas pp. 166ss. e "Diagnóstico da urina" nas pp. 184ss.)

Quando há ***redução*** da energia corporal *Péken* (Fleuma), ela se exprime geralmente por meio de sintomas semelhantes aos do excesso de *Lung* (Pneuma) (coração disparado, sensação de vertigem etc.), além de um relaxamento generalizado das articulações.

Com base nos sintomas das três energias corporais descritos acima, é possível classificar muitas das doenças e distúrbios mais comuns numa dessas três categorias. Evidentemente, o excesso ou distúrbio de mais de uma energia corporal também pode causar sintomas complexos. Se o leitor comparar esses dados com as tabelas no final do livro, que servem para determinar seu tipo básico de constituição física, e se também levar em conta os capítulos sobre mudanças sazonais, hábitos alimentares e padrões de comportamento — sem esquecer o diagnóstico da urina e do pulso —, poderá ter uma idéia relativamente fiel das correlações e desequilíbrios internos de suas próprias energias corporais.

Mudanças sazonais

No Tibete, o ano costuma ser dividido de várias maneiras. Uma característica que todas as divisões têm em comum é o fato de levarem em conta os ciclos da lua. Em outras palavras, o ano tibetano é um ano lunar. Para compensar a diferença cronológica entre o ano lunar e o ano solar, que se acumula depois de algum tempo, os dias faltantes são reunidos num mês bissexto que é acrescentado ao calendário a cada três ou quatro anos. O cálculo exato da festa do Ano Novo Tibetano (*Losar* em tibetano) é uma verdadeira ciência, por isso é realizado pela equipe astrológica do Instituto Tibetano de Medicina e Astrologia. O instituto também publica calendários anuais com as respectivas divisões do ano. No Ocidente, a referência principal nesse sentido é o calendário tibetano da *Rigpa*, a organização de Sogyal Rinpoche. Nas próximas páginas, as divisões se baseiam nas seguintes estações do ano:

- Primavera
- Verão (estação chuvosa no calendário tibetano)
- Outono
- Inverno
- E um total de quatro fases intermediárias entre cada estação.

As estações do ano — mas não as fases intermediárias — são então divididas numa fase inicial (= primeira metade) e numa fase final (= segunda metade). Cada estação dura um total de 72 dias. Entre cada uma das estações principais, há fases intermediárias de 18 dias cada uma. Essa divisão pode ser calculada com base nos ciclos sazonais da Europa e da América do Norte. Segundo essa tabela de equivalências, o auge da primavera tibetana corresponde ao começo da primavera ocidental, o auge do outono tibetano corresponde ao começo do outono ocidental, o auge do verão tibetano corresponde ao solstício de verão no Ocidente e o auge do inverno tibetano corresponde ao solstício de inverno no Ocidente.

Uma combinação específica de elementos predomina em cada estação do ano. Esses elementos, por sua vez, têm relação com certas energias corporais, hábitos alimentares, padrões de comportamento etc. Assim, é fácil concluir que alguns elementos — e, portanto, também as respectivas energias corporais — sofrem um efeito de acumulação em cada época do ano. Esse acúmulo leva a um excesso e, portanto, a um desequilíbrio da harmonia natural do organismo. (Sobre o predomínio dos elementos durante as estações do ano, ver capítulo "Pulso das energias corporais" nas pp. 171ss., além do capítulo sobre a correspondência entre os elementos e os padrões de comportamento e hábitos alimentares nas pp. 101ss.)

Como já explicamos anteriormente, os distúrbios ou desequilíbrios das energias corporais costumam ocorrer quando a respectiva estação do ano é:

- Inadequada (por exemplo, um verão frio)
- Excessiva (por exemplo, um verão quente demais)
- Antinatural (por exemplo, um inverno sem neve em alguns países).

Hábitos alimentares e padrões de comportamento inadequados também podem causar desequilíbrios das energias corporais. Exemplos desse tipo de excesso são o fato de usar roupas quentes no verão ou abusar das comidas picantes. (Para mais detalhes, ver "Padrões de comportamento e hábitos alimentares" nas pp. 101ss.)

ÉPOCAS DE ACUMULAÇÃO EXCESSIVA E PACIFICAÇÃO NATURAL

É preciso distinguir claramente as épocas de acumulação (excesso) de uma energia corporal, o período de manifestação de uma doença relacionada com a acumulação e a época de pacificação natural dessa energia corporal.

Essas subdivisões também podem ser definidas como três fases de um processo global. Na *primeira fase*, ocorre uma acumulação de uma energia corporal em sua localização natural. Além disso, a acumulação também é influenciada por fatores externos. Nessa fase, o instinto natural do organismo busca uma compensação em energias opostas (por exemplo, em forma de determinados alimentos).

Na *segunda fase*, a energia corporal acumulada em excesso transborda para fora de sua localização natural, invadindo a sede de outra energia. Nesse momento, os respectivos sintomas de acumulação excessiva e transbordamento da energia corporal se manifestam claramente.

Na *terceira fase*, a energia corporal retorna finalmente à sua própria localização. Assim, ela recupera sua quantidade e sua origem naturais.

Estações do ano em que ocorre acumulação de uma energia corporal:

Lung (Pneuma):	No início do verão
Tripa (Bile):	No auge e no final do verão
Péken (Fleuma):	No final do inverno

Em cada estação do ano há uma freqüência maior de determinadas doenças (= épocas de ativação e manifestação):

Lung (Pneuma): as doenças *Lung* se manifestam principalmente no final do verão e no outono.

Tripa (Bile): as doenças *Tripa* se manifestam principalmente (no final do verão e) no outono.

Péken (Fleuma): as doenças *Péken* se manifestam principalmente (no final do inverno) na primavera (e no início do verão).

Estações do ano em que ocorre pacificação natural das energias corporais:

Lung (Pneuma):	No final do outono
Tripa (Bile):	No início do inverno
Péken (Fleuma):	No início do verão

Dos fatores descritos acima pode-se deduzir o seguinte quadro:

A energia corporal **Lung** (Pneuma) se acumula no início do verão por influência de condições sazonais leves e ásperas, ou de determinados hábitos alimentares e padrões de comportamento. Esses fatores, contudo, precisam do frio para se manifestar em forma de doença, por isso são inibidos pelo calor do início do verão. No final do verão (veranico) ou no início do outono, o frio gera umidade fria de manhã e à noite, além de vento. Segundo a medicina tibetana, o outono tem características ativas oleosas e mornas.

Assim, é possível que desequilíbrios menos graves da energia *Lung* se equilibrem por si mesmos, mas pode-se tentar equilibrá-los adicionando princípios ativos mornos e oleosos a nossos hábitos alimentares e padrões de comportamento.

A energia corporal ***Tripa*** (Bile) se acumula no final do verão e no início do outono por causa de fatores oleosos. No entanto, essa acumulação precisa de calor e oleosidade ainda maior para se manifestar em forma de desequilíbrio ou doença. Isso significa que as características frescas e ásperas dessa estação do ano inibem as manifestações. Os distúrbios *Tripa* só ocorrem sob a influência da oleosidade excessiva do outono. As temperaturas mais frias do início do inverno podem ser suficientes para compensar uma carência de *Tripa*, sobretudo quando o processo é complementado por padrões de comportamento e hábitos alimentares adequados. O princípio ativo "obtuso" pode ser outro fator de proteção.

A energia corporal ***Péken*** (Fleuma) acumula-se no (final do) inverno por causa de fatores frios e pesados. Mas estes precisam de calor para se desenvolver em forma de doença. Isso significa que o frio invernal inibe sua manifestação. Só com o calor do sol primaveril os distúrbios *Péken* podem se manifestar plenamente, pois o catarro é consistente demais para transbordar antes disso. As características ásperas e leves do início do verão são suficientes para acalmar distúrbios *Péken* menos graves. O processo pode ser reforçado com padrões de comportamento e hábitos alimentares adequados. Os fatores de proteção incluem aspectos leves, flexíveis, ásperos e quentes.

As estações do ano no hemisfério norte e sua relação com as energias corporais

janeiro / fevereiro	*Péken*	(Fleuma)	acumulação
março / abril	*Péken*	(Fleuma)	aumento
maio / junho	*Péken*	(Fleuma)	diminuição
	Lung	(Pneuma)	acumulação
julho / agosto	*Lung*	(Pneuma)	aumento
	Tripa	(Bile)	acumulação
setembro / outubro	*Tripa*	(Bile)	aumento
	Lung	(Pneuma)	diminuição
novembro / dezembro	*Tripa*	(Bile)	diminuição

Resumo: Os distúrbios ou desequilíbrios das energias corporais sempre são causados pela inadequação, excesso ou disfunção de três fatores básicos: estações do ano, estimulação sensorial e hábitos alimentares e comportamentais.

As três fases de acumulação, ativação e pacificação

Energia corporal	**1ª Fase (= Acumulação)**	**2ª Fase (= Ativação)**	**3ª Fase (= Pacificação)**
(causas:)	Fatores com os mesmos princípios ativos (por exemplo, alimentos)	Fatores com os mesmos princípios ativos (por exemplo, alimentos)	Fatores com princípios ativos opostos (por exemplo, alimentos)
Lung	*acrescidos de* princípios ativos mornos	*acrescidos de* princípios ativos frios	*acrescidos de* princípios ativos oleosos, mornos etc.
Tripa	*acrescidos de* princípios ativos frios	*acrescidos de* princípios ativos quentes ou mornos	*acrescidos de* princípios ativos pesados, frios etc.
Péken	*acrescidos de* princípios ativos frios	*acrescidos de* princípios ativos mornos	*acrescidos de* princípios ativos ásperos, leves etc.

As três energias corporais e sua relação com as estações do ano

Energia corporal	**Acumulação**	**Ativação**	**Pacificação**
Lung	Início do verão Outono	Final do verão	Final do outono
Tripa	Verão Final do verão	Final do verão Outono	Início do inverno
Péken	Final do inverno	Primavera (início do verão)	Início do verão

Distribuição da energia ao longo do dia

A cada ciclo de 24 horas, há oscilações naturais no equilíbrio do fluxo dinâmico dos elementos:

Lung (Pneuma):	Aumenta no fim da tarde (19-21h) e um pouco antes do nascer do sol (3-5h)
Tripa (Bile):	Aumenta por volta do meio-dia (11-13h) e por volta de meia-noite (23-1h)
Péken (Fleuma):	Aumenta na parte da manhã (9-11h) e à noite (21-23h)

Geralmente, os desequilíbrios de uma energia corporal se manifestam no horário em que ela é mais forte. Remédios também fazem mais efeito quando são tomados nos horários correspondentes a cada energia corporal. Hábitos alimentares e de comportamento também podem ser mais eficazes nos horários apropriados.

Exemplos:

1. Pessoas de constituição física *Péken* e/ou com desequilíbrio de fleuma, por exemplo, costumam ter dificuldade para sair da cama de manhã e também precisam de bastante tempo para acordar. Portanto, precisam de hábitos alimentares e padrões de comportamento com princípios ativos opostos. Em vez de pão com geléia ou chocolate quente, o café da manhã deve consistir numa xícara de água quente e um alimento picante. Além disso, elas devem praticar exercícios físicos, ao menos na parte da manhã.

2. O vento — assim como a energia corporal *Lung* — dá sustentação à mente. Assim, é fácil entender por que o horário entre três e cinco horas da manhã é especialmente indicado para a meditação. Com efeito, muitas pessoas meditam nesse horário. Pela lógica oposta, a medicina tibetana adverte que o excesso de meditação ou uma meditação inadequada podem causar excesso de *Lung*. Muitos outros exemplos mostram que viver em harmonia com as leis energéticas do universo é uma necessidade básica para todo ser humano.

Forças invisíveis: "Demônios" e influências biorrítmico-planetárias

Todos os fenômenos chamados de forças invisíveis pertencem a uma dimensão que não pode ser apreendida pelo uso "normal" dos sentidos. Para penetrar nessas regiões do ser, precisamos de contemplação com um coração puro e mente aberta. O sentido mais profundo da medicina cosmológica se revela na síntese entre percepção e espírito científico. Esses fenômenos vão de doenças causadas por influências planetárias — como infarto, epilepsia etc. — até doenças infecciosas como a lepra, causadas por uma perturbação no espaço vital de certos tipos de seres espirituais (como os *nagas*) ou por fatores kármicos negativos. Uma doença causada por fatores kármicos costuma ser incurável e só pode ser amenizada com rituais ou coisas do gênero. Doenças relacionadas com "espíritos malignos" e "demônios" manifestam-se de maneira claramente definida. Geralmente, os lamas tibetanos conseguem influir sobre elas com resultados bastante positivos.

A respeito de espíritos malignos, a medicina tibetana postula uma teoria que é explicada em vários capítulos do terceiro Tantra da Medicina. Para um leitor ocidental, geralmente mais familiarizado com uma visão materialista da existência, é difícil penetrar nessas esferas de pensamento. Uma ajuda nesse sentido é imaginar, por exemplo, a existência de eflúvios* em veios de água ou em falhas geológicas. O fenômeno natural da eletricidade ou o ritmo das manchas solares, dos ventos solares etc. também podem ser comparações úteis para imaginar as forças invisíveis.

No âmbito da psicologia e da psiquiatria, outra possibilidade de comparação seria o sofrimento mental em forma de psicoses. Terry Clifford, em seu livro *The Diamond Healing*, escreve: "De vários pontos de vista, os demônios podem ser encarados como hábitos mentais que se tornam cada vez mais fortes — até o momento em que assumem uma forma visível... Esses hábitos podem ser comparados aos sonhos. Todos sabem que os sonhos não são reais, mas, quando os estamos sonhando, parecem muito convincentes." "Os demônios podem ser definidos como hábitos mentais que se tornam cada vez mais fortes até assumirem uma forma — como acontece com nossos sonhos. Sonhos são ilusões que parecem verdadeiras quando estamos mergulhados dentro delas."

Mas os lamas tibetanos vão mais longe, pois afirmam que demônios e seres espirituais não só representam fenômenos imaginários, como também são entidades concretas. No mínimo, eles existem de maneira semelhante a tudo o mais, ou seja, têm uma existência dependente de outros fatores

* "Eflúvio" é uma emanação invisível que se desprende de um líquido. (N.T.)

— mas não existem por conta própria. Aqui se evidencia uma das principais diferenças entre Oriente e Ocidente na concepção fundamental do universo. Enquanto as "ciências naturais" do Ocidente sempre partem do princípio de que a matéria é inanimada e não tem vida própria, um médico tibetano parte do princípio de que todas as "coisas" têm uma essência única e particular. Na cultura ocidental, duas das poucas exceções nesse sentido são a tradição espagírico-alquímica e a medicina antroposófica, parcialmente derivada da anterior.

De modo geral, as "ciências naturais" adotam critérios que pretendem ser os únicos reais, no sentido de inteligíveis. É por esse motivo que muitos fenômenos inexplicáveis são considerados "não-mensuráveis em termos concretos" e, portanto, "não-científicos". É óbvio que microrganismos como vírus e bactérias existem de fato, *independentemente* de aceitarmos a existência de fenômenos invisíveis. Mas os microrganismos podem representar uma possibilidade de manifestação de uma entidade invisível no plano material — a arma, por assim dizer, que ela usa para se manifestar no mundo visível.

Seja como for, as manifestações dessas entidades — ou como quer que sejam chamadas — são um aspecto importante da medicina tibetana. Todos os fatores cósmico-planetários causam um efeito específico na natureza, e por isso também na saúde dos seres humanos. Não é à toa que a ciência astrológica é parte obrigatória do currículo de um médico tibetano. Segundo a farmacologia da medicina tibetana, cada um dos nove planetas tem relação com substâncias específicas. Por exemplo, a *materia medica* tibetana (lista de substâncias médicas) descreve individualmente os nove venenos planetários (= plantas relacionadas com cada um dos planetas), assim como as plantas tóxicas para os chamados nodos lunares.

As influências planetárias são parte integrante de toda forma dinâmica de vida. Em outras palavras, todo processo vital e dinâmico é uma "condensação" instantânea de influências planetárias associadas à ressonância individual de cada pessoa. (Na verdade, essa diferenciação é puramente intelectual, já que tudo ocorre de modo sincrônico — "o de cima é idêntico ao de baixo".) Tal como a medicina, a astrologia tibetana surgiu a partir de elementos indianos e chineses, juntamente com as tradições do xamanismo Bon. Além disso, ela incorporou uma interpretação original da filosofia budista.

Os principais ensinamentos sobre astrologia chegaram ao Tibete com o Tantra Kalachakra, por volta de 1025 d.C. O ciclo tibetano de 60 anos se baseia neste tantra e foi sistematizado pelo sábio Atisha. *Kalachakra*, aliás, significa "roda do tempo".

Trata-se de uma coleção de ensinamentos tântricos extremamente complexos que faz parte da formação espiritual tibetana. Inclui todas as instruções sobre os elementos e sobre sua interação com os fenômenos cósmicos, os respectivos nexos dinâmicos e transformações temporais, princípios de cosmologia, todos os cálculos astrológicos, as constelações do sistema solar etc., com grande riqueza de detalhes.

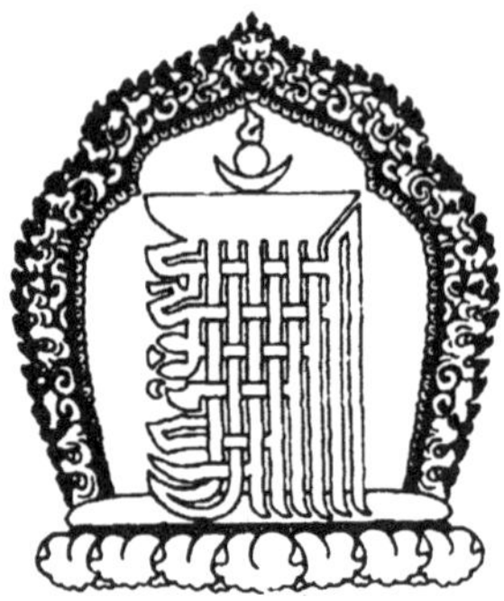

Essa seção dos textos é chamada de "Kalachakra Exterior". O "Kalachakra Interior" descreve todos esses nexos no interior de um corpo humano. Para esse fim, utiliza uma teoria muito clara sobre o corpo sutil com todos os seus canais energéticos (*nadis* em sânscrito, *tsa* em tibetano), seus mecanismos de poder energético (*chakras* em sânscrito, *khorlo* em tibetano), os chamados ventos sutis (*prana* em sânscrito, *lung* em tibetano), assim como as gotas de energia essenciais (*bindu* em sânscrito, *thiglé* em tibetano). O *Kalachakra Alternativo* contém ensinamentos sobre as analogias entre os Kalachakras Exterior e Interior.

A medicina tibetana considera que todas as coisas do universo podem ser classificadas numa mandala* específica. Por exemplo, nosso universo está enquadrado numa mandala maior. O planeta Terra, por sua vez, se in-

* *Mandala*: no tantrismo, diagrama composto de círculos e quadrados concêntricos, imagem do mundo e instrumento que serve para a meditação. (N.T.)

sere na mandala das relações planetárias. A mesma lógica vale para o mundo que nos rodeia, no qual se baseia a ciência da geomancia tibetana.

O ser humano é uma representação do universo em pequena escala e também forma uma mandala em sua relação com o mundo circundante, assim como uma mandala corpórea pessoal, constituída dos *nadis, chakras, thiglés* etc. que mencionamos anteriormente. Na primeira fase de maturação do feto, com a formação dos canais nervosos sutis e físicos do corpo humano, cria-se uma mandala específica da consciência. No indivíduo adulto, essa mandala pode ser esquematizada da seguinte maneira:

	(Atrás) Consciência distorcida (Por exemplo, emoções) Elemento: ar Cor: verde	
	↕	
(Esquerda) Consciência mental ("O sexto sentido") ↔ Elemento: água Cor: azul	(Centro) Yi Zhang Ma (Reino espiritual) ↔ Elemento: metal Cor: branco	(Direita) Consciência fundamental (Por exemplo, sistema límbico) Elemento: terra Cor: amarelo
	↕	
	(Frente) Consciência sensorial (Os cinco sentidos) Elemento: fogo Cor: vermelho	

Essa "mandala" não deve ser interpretada no sentido anatômico. Na verdade, ela apresenta uma imagem estilizada dos vários tipos de consciência. Portanto, pode ser encarada como um exemplo da estrutura fundamental do universo, com seus nexos recíprocos. O tipo de consciência chamado *Yi Zhang Ma* localiza-se no coração e corresponde aproximadamente à esfera espiritual, centro do amor cósmico.

A consciência fundamental equivale em parte ao inconsciente individual (e, num sentido mais amplo, ao inconsciente coletivo). A consciência distorcida é aquela que distingue entre o sujeito e o objeto. Portanto, os venenos mentais do envolvimento emocional, da ganância, da raiva etc. se exprimem por meio dessa forma de consciência. A consciência mental assimila as impressões dos cinco sentidos e faz com que sejam processadas; de certo modo, é capaz de pensar. Mas é importante entender a filosofia tibetana quando afirma que o ser humano pensa com o coração. O cérebro é apenas um órgão executor, ou seja, um órgão funcional. A compaixão ativa é parte do ideal supremo do budismo tibetano.

Vamos voltar ao tópico das forças invisíveis. Elas podem sofrer algum tipo de perturbação. A partir daí, elas se manifestam de maneira negativa, por exemplo em forma de uma doença na pessoa que causou a ruptura. É importante mencionar aqui a interpretação tibetana da energia *La*. De modo geral, *La* equivale à energia vital mais primitiva e elementar dos seres humanos.

Uma técnica especial de medição do pulso tem relação com o estado dessa "energia vital" e é praticada na artéria ulnar do antebraço. Entre outras coisas, esse princípio vital básico é responsável pela energia vital de um ser humano e circula pelo organismo na pulsação rítmica dos ciclos lunares. Esse percurso mensal da energia *La* no interior do organismo pode ser usado para fins de meditação, por exemplo por meio de práticas apropriadas. O ciclo equivale a um ciclo lunar de um pouco mais de 28 dias. Começa na sola do pé (pé direito nos homens, pé esquerdo nas mulheres) no primeiro dia da lua nova.

Então, a energia *La* se desloca pelo lado correspondente do corpo em direção ao alto da cabeça. Chega àquele ponto na lua cheia, e a seguir desce pelo lado oposto do corpo até a sola do outro pé. Portanto, trata-se de um movimento circular. Mas esse movimento não é linear, uma vez que, por exemplo, a energia *La* se demora na região da cabeça por nove dias não-consecutivos. (Esses dias são considerados pouco favoráveis para uma visita ao dentista e coisas do gênero. São os dias 5, 11, 12, 13, 15, 17, 20, 25 e 29, sendo que a lua nova conta como o primeiro ou 30º dia.) Outra aplicação prática do ciclo da energia *La* são as massagens de reflexologia nos pés e técnicas semelhantes na fase da lua nova.

Cirurgias, venissecções (sangrias) etc. nunca devem ser praticadas numa parte do corpo onde a energia *La* se localiza naquele momento, pois o princípio vital do organismo poderia sofrer uma ruptura de longo prazo. Essa ruptura pode causar doenças sérias e até a morte. O leitor interessado nesse princípio vital em termos de cultura européia deve ler a respeito da teoria das entidades de Paracelso, que apresenta alguns pontos de contato nesse sentido. A energia *La* pode escapar do corpo de uma pessoa pelo dedo anular. Nessas ocasiões, por exemplo, uma pessoa pode ser "vista" em locais onde não se encontra de fato, ou a pessoa em questão está em estado de coma ou muito debilitada.

As práticas de magia negra também podem causar ruptura duradoura da energia *La*. Segundo a cultura tibetana, algumas práticas como amarrar um fio vermelho no dedo anular ajudam a prevenir esse ataque. (Aliás, a energia *La* pode voltar ao corpo mesmo quando o fio vermelho já está gasto. Isso confere um significado completamente diferente ao símbolo do anel nupcial.) A energia *La* não é uma entidade independente. É mais exato defini-la como uma "presença" individual. Ou seja, ela tende a se identificar com a composição elementar de um corpo humano. Portanto, ela permanece no corpo após a morte e se decompõe na forma dos cinco elementos num prazo de nove a treze anos. Se a energia *La* sofrer perturbação nesse período (isso, no túmulo), a pessoa que causou a perturbação pode sofrer efeitos negativos. Aparentemente, a energia *La* também pode causar a aparição do "fantasma" de uma pessoa falecida para seus entes queridos.

Signos pessoais do Zodíaco

A astrologia tibetana tem relação estreita com os cinco elementos. O objetivo dos cálculos astrológicos é criar uma sintonia perfeita entre a composição individual dos elementos (como no caso da energia vital *La*, que mencionamos acima, ou do chamado "cavalo dos ventos" etc.) e as forças planetárias. Para isso, usam-se dois métodos de cálculo, com ciclos diferentes (um ciclo de 12 anos e outro de 60 anos), assim como uma técnica específica para traçar o diagrama.

Mas a ênfase desses cálculos é a relação entre os seres humanos e os vários planos e forças invisíveis, parcialmente responsáveis pelas condições de saúde e doença. É impossível descrever neste livro todos os aspectos individuais dos cálculos astrológicos etc., mas as tabelas abaixo podem servir como referência simples para calcular os dias favoráveis e desfavoráveis da semana. Utilize a primeira tabela para determinar seu signo pessoal do Zodíaco. Em seguida, use a segunda tabela para descobrir os dias mais favoráveis para suas atividades, cirurgias médicas etc.

É importante lembrar que o Ano Novo Tibetano (= *Losar*) começa com uma das fases de lua nova entre o final de janeiro e começo de março.

Tabela dos signos pessoais do zodíaco (ciclo de 60 anos):

Fogo / Coelho (Gato)	1867	1927	1987
Terra / Dragão	1868	1928	1988
Terra / Serpente	1869	1929	1989
Metal / Cavalo	1870	1930	1990
Metal / Cabra	1871	1931	1991
Água / Macaco	1872	1932	1992
Água / Galo	1873	1933	1993
Madeira / Cão	1874	1934	1994
Madeira / Porco (Javali)	1875	1935	1995
Fogo / Rato	1876	1936	1996
Fogo / Boi (Búfalo)	1877	1937	1997
Terra / Tigre	1878	1938	1998
Terra / Coelho (Gato)	1879	1939	1999
Metal / Dragão	1880	1940	2000
Metal / Serpente	1881	1941	2001
Água / Cavalo	1882	1942	2002
Água / Cabra	1883	1943	2003
Madeira / Macaco	1884	1944	2004
Madeira / Galo	1885	1945	2005
Fogo / Cão	1886	1946	2006
Fogo / Porco (Javali)	1887	1947	2007
Terra / Rato	1888	1948	2008
Terra / Boi (Búfalo)	1889	1949	2009

Metal / Tigre	1890	1950	2010
Metal / Coelho (Gato)	1891	1951	2011
Água / Dragão	1892	1952	2012
Água / Serpente	1893	1953	2013
Madeira / Cavalo	1894	1954	2014
Madeira / Cabra	1895	1955	2015
Fogo / Macaco	1896	1956	2016
Fogo / Galo	1897	1957	2017
Terra / Cão.	1898	1958	2018
Terra / Porco (Javali)	1899	1959	2019
Metal / Rato	1900	1960	2020
Metal / Boi (Búfalo)	1901	1961	2021
Água / Tigre	1902	1962	2022
Água / Coelho (Gato)	1903	1963	2023
Madeira / Dragão	1904	1964	2024
Madeira / Serpente	1905	1965	2025
Fogo / Cavalo	1906	1966	2026
Fogo / Cabra	1907	1967	2027
Terra / Macaco	1908	1968	2028
Terra / Galo	1909	1969	2029
Metal / Cão	1910	1970	2030
Metal / Porco (Javali)	1911	1971	2031
Água / Rato	1912	1972	2032
Água / Boi (Búfalo)	1913	1973	2033
Madeira / Tigre	1914	1974	2034
Madeira / Coelho (Gato)	1915	1975	2035
Fogo / Dragão	1916	1976	2036
Fogo / Serpente	1917	1977	2037
Terra / Cavalo	1918	1978	2038
Terra / Cabra	1919	1979	2039
Metal / Macaco	1920	1980	2040
Metal / Galo	1921	1981	2041
Água / Cão	1922	1982	2042
Água / Porco (Javali)	1923	1983	2043
Madeira / Rato	1924	1984	2044
Madeira / Boi (Búfalo)	1925	1985	2045
Fogo / Tigre	1926	1986	2046

Essa tabela permite determinar seu signo pessoal do Zodíaco tibetano em conjunção com seu elemento pessoal. Para descobrir se um dia da semana é favorável ou desfavorável, você só precisa do signo pessoal do Zodíaco.

Com base nos dias favoráveis da semana, você pode, por exemplo, descobrir qual o melhor dia para começar um novo projeto etc. O melhor momento para o diagnóstico e/ou para o tratamento é um fator importante na medicina tibetana. Naturalmente, esse dia "ótimo" é aquele no qual as energias pessoais do paciente estão em sintonia perfeita com as energias cósmicas. Sem desconsiderar outros fatores mais sutis — como o ritmo individual, o ciclo da lua etc. —, a tabela abaixo também pode ser usada para esse fim.

Signo do Zodíaco	**Dia favorável**	**Dia desfavorável**
Rato	Terça-feira	Sábado
Boi (Búfalo)	Quarta-feira	Quinta-feira
Coelho (Gato) + Tigre	Sábado	Sexta-feira
Dragão	Quarta-feira	Quinta-feira
Serpente + Cavalo	Sexta-feira	Quarta-feira
Cabra	Segunda-feira	Quinta-feira
Galo + Macaco	Quinta-feira	Terça-feira
Cão	Quarta-feira	Quinta-feira
Porco (Javali)	Terça-feira	Sábado

Seção III

PADRÕES DE COMPORTAMENTO E HÁBITOS ALIMENTARES

PADRÕES GENÉRICOS DE COMPORTAMENTO

Quando são inadequados, excessivos ou distorcidos, os padrões de comportamento físicos, emocionais e mentais podem criar condições para a manifestação de doenças. Então, eles se tornam causas imediatas das doenças. A cultura milenar do povo tibetano inclui uma ética muito clara e várias das regras de comportamento recomendadas pela medicina tibetana têm relação estreita com um comportamento correto no dia-a-dia. O objetivo dessas regras é evitar irritação e conflitos e, portanto, também seus efeitos negativos sobre corpo e mente.

Esses princípios ficam claros se aceitarmos o fato de que toda ação negativa provoca conseqüências negativas para a pessoa que a praticou. As recomendações específicas não significam que todas as pessoas devem se policiar o tempo todo. Ao contrário, as regras servem como instrumentos para percebermos nossas estruturas e hábitos mentais e o efeito destes sobre nossas condições gerais de saúde. O objetivo das recomendações não é restringir ou censurar nossa espontaneidade individual. Além disso, alguns aspectos devem ser interpretados no contexto específico da cultura tibetana.

Algumas das recomendações mais genéricas incluem as seguintes: cumprir com nossa palavra de honra, não deixar que outras pessoas nos impeçam de agir com senso ético e não nos envolvermos em discussões e brigas. Devemos agir com honestidade e respeito em relação a nossos parentes e às pessoas ao nosso redor (que incluem "empregados" ou "subordinados"). Não devemos sentir inveja de nossos superiores.

Outras recomendações genéricas são as seguintes: não devemos nos expor a experiências sensoriais muito fortes ou permanecer em lugares onde haja morticínio (como os matadouros de animais) ou onde se encontrem bandidos (a palavra "bandidos" pode ser interpretada no sentido literal ou no sentido figurado de pessoas anti-sociais).

Além disso, devemos evitar adultério ou relações sexuais com uma mulher grávida ou menstruada. Esta última recomendação não tem conotação patriarcal, e sim motivos médicos: o sangue menstrual contém "impurezas" físicas, e nessas condições o ato sexual pode causar doença nos homens e, nas mulheres, a conseqüência pode ser congestão do fluxo sangüíneo, que pode provocar distúrbios *Lung*.

Segundo a perspectiva budista, todos os seres sencientes têm uma chance de libertação do sofrimento, pois a felicidade é um objetivo comum a todas as pessoas. Portanto, os ideais espirituais e mentais preconizados pelo budismo se refletem também nos padrões de comportamento. Esses ideais implicam generosidade e compaixão por todas as pessoas que sofrem de miséria, tristeza, pobreza, doença etc. Do ponto de vista budista, devemos evitar as dez ações negativas do corpo, da fala e da mente. Entre outras coisas, essas ações incluem matar, roubar, mentir, agir com esperteza, concupiscência ou dissimulação, falar em vão ou fazer intrigas. É importante que todo ser humano tenha condições de conquistar amigos e ser feliz, e que além disso cultive sua própria expansão espiritual.

Condições que causam excesso de energia *Lung*, *Tripa* e *Péken*

Condições que causam excesso de *Lung* (Pneuma)

De modo geral: Condições leves e ásperas, tais como:

- Falar por muito tempo (principalmente de estômago vazio)

- Preocupações, tristeza e choro
- Dormir pouco ou sono interrompido ou sono leve
- Exaustão (principalmente causada por esforço mental)
- Excesso de impressões sensoriais (ficar muito tempo sentado diante do computador ou da televisão, ouvir música sem parar etc.)
- Jejuar ou alimentar-se de maneira irregular
- Idade avançada (a partir dos 55 anos)
- Percepções sensoriais distorcidas (por exemplo, causadas por filmes de terror)
- Experiências de medo e choque emocional
- Repressão de manifestações físicas (por exemplo, reprimir suspiros, bocejos ou arquejos, conter o gás intestinal, reprimir urina ou evacuação)
- Regiões ventosas, frias ou de grandes altitudes
- Olhar para baixo a partir de um local muito alto
- Grandes extensões de água
- Alimentos leves ou pouco nutritivos, frios ou ásperos (por exemplo café, chá, carne de porco; ver "Hábitos alimentares" nas pp. 113ss.)
- Condições sazonais (ver próximo capítulo)

Condições que causam excesso de *Tripa* (Bile)

De modo geral: condições intensas e quentes, tais como:
- Esforço físico
- Meia-idade (dos 15 aos 65 anos)
- Exposição excessiva ao sol
- Consumo de álcool
- Regiões quentes e secas
- Alimentos picantes, quentes, oleosos e ácidos (ver "Hábitos alimentares" nas pp. 113ss.)
- Locais onde existe um forte potencial agressivo
- Condições sazonais (ver próximo capítulo)

Condições que causam excesso de *Péken* (Fleuma)

De modo geral: condições pesadas e oleosas, tais como:
- Dormir demais ou dormir durante o dia

- Ficar deitado ou sentado sobre superfície úmida (por exemplo um gramado)
- Infância (até cerca de 15 anos de idade)
- Alimentos pesados, oleosos e doces (ver "Hábitos alimentares" nas pp. 113ss.)
- Comer demais ou várias vezes ao dia
- Regiões úmidas
- Pouco exercício físico
- Condições sazonais (ver próximo capítulo)
- Repressão de necessidades físicas (por exemplo, assoar o nariz ou cuspir)

COMPORTAMENTO SAZONAL

Todo ser humano se caracteriza por uma distribuição individual das energias corporais e dos cinco elementos. Por isso, precisamos adaptar os hábitos alimentares e os padrões de comportamento para manter nossa sintonia com os processos dinâmicos dos elementos ao longo do ano.

As energias provenientes do sol — e portanto os elementos fogo e ar, com suas características de aspereza, calor, intensidade etc. — vão aumentando paulatinamente desde o solstício de inverno até o solstício de verão. Ao longo desse processo, a energia acumulada no organismo é consumida pelos elementos ar e fogo; pode-se dizer que ela é literalmente queimada.

A partir do solstício de verão até o solstício de inverno, a energia da lua — e portanto os elementos água e terra, com suas qualidades de peso, solidez, doçura etc. — vão aumentando paulatinamente. Ao longo desse período, a energia simplesmente se dispersa. Segundo a medicina tibetana, o solstício de inverno é a época de maior acumulação de energia; o solstício de verão, por sua vez, é a época em que as energias se encontram em seu nível mais baixo.

As recomendações relacionadas com a vida sexual também se baseiam nessa perspectiva. Não há restrições para a freqüência do ato sexual no inverno, mas no verão recomenda-se um relacionamento sexual a cada duas semanas, no máximo. Na primavera e no outono, a recomendação é praticar sexo no máximo uma vez a cada dois dias.

No Ocidente, as pessoas costumam manter atividade física e praticar esportes no verão. Assim, esta recomendação pode parecer absurda para um ocidental. Para entendê-la, é preciso examinar mais de perto as relações entre os elementos que prevalecem em cada época do ano e os elementos que fornecem energia. No verão, os elementos predominantes (fogo e ar) garantem um alto nível de poder e energia, mas a substância energética do organismo se encontra em seu nível mais baixo (água e terra).

O desejo sexual tem relação com o fogo e o ar, ou seja, com a energia predominante no verão. Quando esse fogo é atiçado em excesso, há uma perda ou desgaste ainda maior dos elementos terra e água, que fornecem energia no interior do organismo. Isso causa uma redução dos componentes físicos e, a longo prazo, o esgotamento das energias corporais.

Outro motivo dessa recomendação é o fato de que o organismo não se refresca suficientemente no verão, o que causa superaquecimento. Portanto, o desejo de atividade sexual pode ser mais intenso no verão, mas não deve ser confundido com as relações energéticas no interior do organismo. No inverno, as condições são exatamente opostas, criando um tipo de "reciprocidade". A natureza no mundo exterior se recolhe e poupa sua energia, enquanto os elementos formadores de substâncias no organismo também se acumulam. Quando essas substâncias estão disponíveis em quantidade suficiente, podem ser usadas. A proporção entre as duas forças pode ser comparada a um entroncamento cujos ramos crescem em direções opostas.

Primavera

A época em que devemos seguir hábitos alimentares e padrões de comportamento próprios para a primavera (de março/abril até meados de maio) começa seis semanas antes do equinócio da primavera, a 21 de março, e termina seis semanas depois do equinócio. No inverno, a energia corporal *Péken* se acumula, mas permanece adormecida no organismo por causa do frio exterior. Graças ao calor do sol na época indicada acima, de meados de fevereiro até final de abril a energia *Péken* começa a se dissolver e "derreter". Portanto, a acumulação de energia *Péken* pode acabar abafando o calor digestivo e por isso requer cuidados especiais. Além disso, *Péken* favorece a ocorrência de doenças associadas ao muco e ao catarro.

Esse efeito pode ser contrabalançado com características picantes, quentes, amargas e adstringentes. Exemplos de alimentos com essas características são pratos com tempero picante, cebola, agrião, carne de cordeiro, grãos cozidos, gengibre (por exemplo em conserva) e mel. Um copo de água quente também aumenta o calor digestivo nesse período. Suco de limão pode ser adicionado à água quente para dissolver o excesso de muco. Exemplos de comportamento com essas características são exercícios leves várias vezes ao dia, caminhadas e *cooper*.

Depois da esterilidade do inverno, essa época do ano também é ideal para agradar os sentidos com fragrâncias doces e com o verde dos brotos da Mãe Natureza. O excesso de *Péken* que se acumulou na pele durante o inverno pode ser removido com tratamentos regulares de *peeling* (esfoliação da pele). No Tibete, usa-se para esse fim uma pomada feita de lentilhas ou ervilhas secas. Depois de esfregá-la vigorosamente na pele, lave com bastante água e sabão.

Início e auge do verão

Depois da primavera, começa o período de transição do início do verão (de meados de maio a meados de junho), no qual se recomendam alimentos mais frescos e doces. A passagem para os meses quentes do auge do verão é relativamente tranqüila. Os hábitos alimentares e padrões de comportamento recomendados no verão (de meados de junho a meados de agosto) se explicam basicamente pelas condições de calor e insolação. Por causa desses aspectos, os fatores oleosos da lua que se acumularam no inverno sofrem queima ou combustão. Assim, o estoque de energia do organismo diminui. Evite os alimentos salgados, azedos ou quentes e tente compensar o processo de combustão com características doces, oleosas, frescas e leves, de maneira natural.

Alimentos com essas características são frutas (exceto as frutas cítricas), batatas, açafrão, arroz (em forma de mingau ou torrado), cevada, trigo, caldo de carne, macarrão, alcachofra, leguminosas como ervilha e feijão, leite, manteiga, peixe, carne de caça, carne de vaca, carne de porco e assim por diante. Se você tomar bebida alcoólica nesta estação do ano, trate de misturá-la com água.

Um dos padrões de comportamento adequados ao verão é evitar o desgaste físico. Não se exponha por muito tempo à luz do sol (direta), use roupas leves e folgadas e tome banho com água fria ao invés de água quente. Sente-se à sombra de árvores perfumadas e aproveite o leve sopro da brisa. Crie uma atmosfera fresca e aromática em sua casa, fechando as persianas para dar sombra e providenciando arranjos de flores, ou espalhando uma mistura de água e essências aromáticas com um vaporizador.

Final do verão e início do outono

No final do verão e início do outono (de fins de agosto até meados de setembro), as características mais frias, úmidas e abafadas se manifestam no orvalho da manhã e nas chuvas, assim como nos ventos que se levantam. Tudo isso enfraquece o calor digestivo, que precisa ser fortalecido por hábitos alimentares e padrões de comportamento adequados. Para isso, é preciso fabricar calor adicional, fortalecendo qualidades doces, azedas, salgadas, leves, mornas e oleosas. Os alimentos adequados para esse fim são caldos de carne, óleo de gergelim, manteiga clarificada, carne (gordurosa) de cordeiro, carne de frango, carne de coelho, peixe, aveia torrada, milho, centeio, lentilha, batata, uva, alho, noz-moscada e coentro. A recomendação de comportamento mais importante é evitar locais muito frescos e com corrente de ar.

Outono

Do ponto de vista tibetano, o outono (de meados de setembro a final de outubro) tem características mornas e oleosas. Essas qualidades e os alimentos consumidos no final do verão e início do outono causam elevação da energia corporal *Tripa* (Bile).

Uma dieta com características doces, amargas e adstringentes pode prevenir essa elevação e ajuda a dissolver a energia corporal da bile. Exemplos de alimentos adequados são alcachofra, feno-grego, trigo-sarraceno, milho, peixe, legumes (principalmente lentilhas), damascos, ameixas, mangas e assim por diante. As recomendações com relação ao comportamento afetam, sobretudo, o ambiente doméstico. Crie um aroma agradável em sua casa espalhando com um vaporizador uma mistura de água com sândalo branco e cânfora, ou use um recipiente para deixar a mesma mistura evaporar em forma de incenso.

Inverno

No *início do inverno* (novembro/dezembro) começam as temperaturas frias. Os poros da pele se contraem. Juntamente com a atuação do vento semelhante ao fogo (*Lung*), isso intensifica muito o calor digestivo. Para evitar que ele consuma os componentes físicos, é preciso comer bastante nessa estação do ano. A alimentação reforçada dá mais "substância" para a atuação do calor digestivo.

Os alimentos devem ter características doces, azedas e salgadas. Os pratos podem ser gordurosos e oleosos, por exemplo carne gordurosa de ovelha, carne de frango, peixe, manteiga clarificada, caldo de carne e assim por diante. Em matéria de comportamento, é recomendável esfregar o corpo com óleo de gergelim (ou outro tipo de óleo de sementes com propriedade calorífera) depois do banho e sentar-se diante da lareira ou sob o sol, mas sem aquecer demais o corpo. De modo geral, é preciso usar roupas quentes e, se necessário, aplicar compressas quentes.

No final do inverno (janeiro/fevereiro), a energia corporal *Péken* se acumula no abdome. Esse acúmulo pode ser compensado pelos hábitos alimentares e padrões de comportamento descritos acima no item "Primavera".

Resumo

Os alimentos devem ser:

- Amargos, quentes, adstringentes e com propriedade ativa áspera na *primavera*. O calor digestivo deve ser fortalecido.
- Doces e frescos no *início do verão*.
- Doces, oleosos, frescos e leves no *auge do verão*. É muito importante evitar sabores azedos, quentes e salgados.
- Doces, azedos, leves, quentes e oleosos no *final do verão* e *início do outono*. O calor digestivo precisa ser reforçado.
- Doces, amargos e adstringentes no *outono*.
- Doces, azedos e salgados no *início do inverno*. É preciso dar substância suficiente para o calor digestivo.
- *No final do inverno*: transição para a dieta recomendada no item "Primavera".

HÁBITOS ALIMENTARES

Conselhos e recomendações genéricos

Os alimentos sólidos e líquidos que consumimos todos os dias podem ser combinados de maneira consciente e saborosa para preservar o equilíbrio dos elementos no interior do organismo. Devem-se preferir alimentos de boa qualidade e de origem orgânica, em vez de uma dieta "rica" só em termos de quantidade. Os alimentos cultivados de maneira orgânica fazem justiça a seu objetivo de preservar a vida e não são diferentes só em matéria de sabor. A longo prazo, eles também fazem diferença pelo fato de cumprirem um objetivo enquanto alimentos vivos — seres cheios de vida e necessários para a vida —, em vez de servirem apenas de "recheio" no organismo. De modo geral, os produtos regionais são preferíveis aos produtos exóticos, pois o organismo se adapta melhor àquelas condições ambientais.

A deficiência de calor digestivo causada por anos de alimentação inadequada, isto é, uma dieta que não se harmoniza com as energias corporais de cada indivíduo, causa muitas doenças nos países ocidentais industrializados. O consumo excessivo de açúcar e produtos animais é outro equívoco em matéria de dieta que causa sintomas de deficiência. A medicina tibetana não proíbe o consumo de produtos animais como carne, ovos, manteiga etc. Para algumas situações de deficiência, esses alimentos podem ter propriedades muito eficazes. Naturalmente, a decisão de consumir carne é um assunto pessoal que também deveria ser encarado levando em conta a constituição física de cada indivíduo.

O sucesso de qualquer esforço terapêutico só é possível quando se coordenam a dieta e a distribuição individual das energias corporais, ou seja, o tipo básico de constituição física. Pode-se afirmar que, sem hábitos alimentares adequados, é praticamente impossível manter boa saúde ou curar-se de uma doença.

A questão da alimentação é uma prioridade para todas as pessoas. Por isso, ela deve ser encarada sem preconceitos ou dogmas. As regras alimentares recomendadas tradicionalmente pela medicina tibetana se baseiam nas condições de vida de um povo que vive principalmente em clima frio e ventoso e numa altitude de mais de 4.000 metros. Portanto, estas regras têm de ser adaptadas às condições de vida e ao clima predominantes em outras regiões do planeta. Com base num sistema engenhoso de correspondências entre os seis sabores e os cinco elementos, isso é possível para qualquer pessoa, quaisquer que sejam suas condições de vida.

Quando a característica principal de uma das energias corporais se fortalece, ocorre uma acumulação dessa energia no organismo. Esse processo de acumulação pode se dar pela ingestão de alimentos com as mesmas características básicas das energias corporais respectivas. A composição dos elementos na comida pode ser determinada com base nos seis sabores.

Os tratados do Buda da Medicina mencionam as seguintes ***regras básicas referentes à alimentação:***

1. ***Não coma alimentos velhos.***

Esses alimentos tendem a desenvolver um princípio ativo "pesado" que pode perturbar o calor digestivo. Além disso, alimentos velhos são um ambiente ideal para as bactérias, fungos etc. Alimentos guardados na geladeira também ficam "pesados" com o tempo e devem ser usados o quanto antes. (Aqueça primeiro!)

2. *Evite consumo freqüente de alimentos ácidos.*

Esses alimentos incluem picles, pepinos em conserva e qualquer outro tipo de conserva. Quando são ingeridos em excesso, os alimentos de sabor "azedo" (e "quente") atacam os sete componentes físicos, entre outros fatores, e podem causar doenças. Sobretudo pessoas com problemas de pele devem eliminar os alimentos ácidos de sua dieta.

3. *Evite consumo excessivo de verduras cruas.*

Esse conselho vale principalmente para as pessoas com energia digestiva enfraquecida e não tem relação com os ensinamentos sobre vitaminas. A estrutura das folhagens verdes como a alface é muito difícil de ser rompida. Além disso, o consumo de folhagens cruas ou alface intensifica os elementos terra e água. Terra e água constituem a base da energia corporal *Péken* (Fleuma), e *Péken*, por sua vez, tende a eliminar o calor digestivo.

Portanto, se sua energia digestiva estiver enfraquecida, evite alimentos crus (sobretudo folhagens cruas) até que o calor digestivo seja restaurado. Se mesmo assim você sentir vontade de comer alface crua etc., faça-o antes do prato principal. Evite jantar só uma salada leve, pois ela não poderá ser digerida inteiramente e causará fermentação no intestino. O processo de fermentação obriga todo o sistema metabólico a um esforço excessivo, principalmente o fígado. Vários exemplos comprovam que pessoas que comem só alimentos crus acabam sofrendo de sérios distúrbios hepáticos.

O dr. Tenzin Choedrak, médico pessoal do Dalai Lama, explica que o consumo excessivo de alimentos crus causa elevação da energia corporal *Péken*. Essa elevação, por sua vez, pode provocar hiperlipidemia (aumento do teor total de lipídios contidos no sangue), com um risco maior de doenças cardíacas etc.

Outros conselhos genéricos sobre alimentação

- Em caso de leve desequilíbrio de uma das energias corporais, o *jejum* é uma medida inicial bastante simples e eficaz. Mas não se deve abusar do jejum, pois ele pode causar excesso de energia corporal *Lung* (Pneuma). Geralmente, pessoas de constituição física forte têm condições de ficar até três dias sem comer, mas devem consumir líquidos suficientes nesse período. Pessoas mais fracas ou com predomínio da energia *Lung* (Pneuma) devem dar início ao "jejum" consumindo apenas um mingau de arroz ou um caldo de carne no primeiro dia. Geralmente, isso é suficiente para aliviar o metabolismo sem enfraquecer demais o organismo.

- Sempre tente beber *líquidos apropriados*. Os melhores são água pura ou um chá de ervas adequado. Você pode criar os chás de ervas por conta própria, de acordo com seu tipo de constituição física, ou comprar misturas para chá preparadas de acordo com receitas tibetanas. A expressão "líquidos apropriados" tem sentido relativo, pois você precisa adaptá-los a seu tipo de constituição física, sua idade e seus padrões de comportamento. O caso extremo seria uma pessoa de constituição básica *Tripa*, de meia-idade e acostumada a grande esforço físico num clima de calor forte. Essa pessoa deve ter dificuldade para matar sua sede, por mais que beba líquidos refrescantes. O outro extremo é uma pessoa muito jovem, de constituição básica *Péken*, que costuma praticar pouco exercício em condições de clima frio. Naturalmente, ela precisa de líquidos mornos ou quentes, em quantidade bem menor do que no primeiro caso. Os líquidos são indispensáveis para a identificação dos sabores e para o processo digestivo. Eles também ajudam na renovação dos componentes físicos. Uma quantidade adequada de líquidos facilita a desintoxicação dos tecidos e o movimento intestinal. Lembre-se de que o corpo humano consiste em até 75% de água! Somente através da respiração e da pele, cerca de três quartos do líquido ingerido é convertido num período de 24 horas.
- *Evite bebidas frias antes, durante ou depois das refeições*. Isso só consome desnecessariamente o calor digestivo — a não ser que ele esteja ativo demais. Sorvete na sobremesa deve ser uma exceção absoluta, sobretudo para pessoas de constituição física *Péken* ou *Lung*.
- Em geral, beba *líquidos principalmente* (durante e) *depois das refeições*.
- *Mastigue bem os alimentos* — de preferência, até que a comida fique em estado quase líquido. O ato de mastigar estimula a chamada "fleuma de decomposição" ou "fleuma de mistura". O calor digestivo se desgasta menos, pois os alimentos já são separados na boca. Esse conselho vale sobretudo para pessoas com calor digestivo fraco.

- Uma *regra básica dos ensinamentos da medicina tibetana* é que metade dos alimentos ingeridos deve ser de substâncias sólidas, um quarto deve ser constituído de líquidos, e a outra quarta parte do estômago deve ficar vazia.
- *Não faça uma nova refeição até terminar a digestão da refeição anterior.* Isso sobrecarrega desnecessariamente o calor digestivo e os órgãos internos, entre outras coisas, causando distúrbios da energia corporal *Lung* (Pneuma).
- *Não coma alimentos quentes demais* — se estiverem quentes, deixe-os esfriar um pouco. No inverno, o calor dos alimentos quentes é mais necessário do que no verão.
- *Evite alimentos que não estão maduros.* (Por exemplo frutas, vegetais e grãos ainda "verdes".)
- *Refeições em horários regulares* são um componente importante da alimentação saudável. A principal refeição quente deve ser servida na hora do almoço.
- Crie *um clima de tranqüilidade* no horário das refeições. Coma sem pressa e evite pensar, falar ou ler sobre assuntos desagradáveis. Além disso, evite exposição a esse tipo de programa no rádio ou na televisão. Impulsos emocionais e mentais durante as refeições também influenciam as três energias corporais.

Conselhos relacionados ao calor digestivo

Como já foi discutido no capítulo sobre "Calor digestivo" (ver pp. 61ss.), esse fogo digestivo ou "fogo da vida" é um componente básico e essencial da saúde de todo ser humano.

Numa pessoa de calor digestivo muito ativo ou em excesso (paciente com distúrbios *Tripa* ou pessoa de constituição básica *Tripa*), o fogo digestivo consome os componentes físicos. A longo prazo, ele acaba consumindo o organismo como um todo e causa graves prejuízos às condições de saúde. Pessoas com essas características precisam consultar um especialista em naturopatia.

Uma medida de alívio (mas só como tratamento complementar) são os hábitos alimentares e padrões de comportamento específicos para combater a energia corporal *Tripa* (Bile). Se você tiver esse problema, beba água fria várias vezes ao dia e evite alimentos picantes. Cuidado para não estimular a energia corporal *Lung* (Pneuma) — não se esqueça de que o vento atiça o fogo! Alimentos e/ou medicamentos com princípios ativos amargos, azedos e adstringentes também podem dar algum alívio, mas devem ser usados em pequenas quantidades.

Na maioria das pessoas, o calor digestivo é fraco demais. Mesmo quando parecem bem alimentadas (como costuma acontecer), esse estado é uma condição de "saúde falsa" ou "saúde ilusória", segundo a terminologia tibetana. Por causa da divisão insuficiente dos alimentos ingeridos, que causa deficiência funcional na formação dos componentes físicos, as partes não-digeridas são depositadas diretamente no tecido adiposo. Nessa situação, a manifestação de doenças é só uma questão de tempo, dependendo das condições que as precipitam.

Os conselhos que seguem abaixo servem para estimular o calor digestivo. Mas é preciso deixar claro que só a proporção correta dos alimentos recomendados, em harmonia com o tipo básico de constituição física e sem esquecer o senso comum em matéria de saúde, pode garantir sucesso duradouro. Um exemplo desse princípio é a carne de cordeiro que, em caso de excesso, pode prejudicar a energia corporal *Lung* (Pneuma). O consumo excessivo de gengibre pode causar desequilíbrio da energia corporal *Tripa* (Bile). Portanto, a quantidade de uma substância determina se terá efeitos tóxicos ou se pode curar doenças.

Conselhos para conservar e estimular o calor digestivo

- Coma, sobretudo, alimentos com propriedades ativas "leve" e "morna" (ver capítulo "As propriedades ativas dos tipos de sabores" nas pp. 134ss.)
- A romã (sobretudo as sementes) é considerada uma fruta excelente para a ativação do calor digestivo.
- Beber água quente é uma medida simples e de efeitos garantidos; pode ser bebida antes, durante e depois das refeições.
- Cozinhar um pouco de gengibre por cerca de dez minutos tem efeito muito benéfico para o calor digestivo. Essa infusão deve ser bebiba o mais quente possível. Caso suas fezes fiquem macias demais depois de algum tempo, diminua a dose.

- O mel intensifica o calor digestivo e pode ser misturado à infusão de gengibre, por exemplo.
- Alho.
- Cebola.
- Rabanete (preto).
- Rabanete vermelho.
- Peixe (também muito bom para o estômago)
- Carne de cordeiro.
- O hábito de fumar elimina grande parte do calor digestivo.
- Compressa quente com sal na região do fígado (= abaixo do arco costal direito).
- Comer alguma coisa ligeiramente ácida antes das refeições estimula o calor digestivo.
- Chás digestivos são muito eficazes.
- Evite alimentos com os mesmos princípios e propriedades ativas da energia corporal *Péken* (Fleuma).
- Siga os conselhos sobre calor digestivo em cada estação do ano no capítulo sobre "Comportamento sazonal" (ver pp. 107ss.)

ORIENTAÇÃO NUTRICIONAL BÁSICA PARA CADA TIPO DE CONSTITUIÇÃO FÍSICA

Esta informação só é válida para pessoas com o tipo respectivo de constituição física e/ou com excesso de uma das três energias corporais.

Lung *(Pneuma)*

- Faça todo o possível para comer sem pressa e mantenha a atmosfera tranqüila.
- Faça suas refeições em horários regulares.
- Tome cuidado para que seu estômago não fique completamente vazio.
- Várias refeições leves têm efeito mais benéfico do que uma única refeição reforçada.
- Sopas quentes (inclusive caldo de carne) também são muito recomendáveis.
- Uma sobremesa leve e doce dá sensação de bem-estar.

- Beba líquidos pelo menos na temperatura ambiente.
- Evite alimentos gelados (sorvetes e coisas do gênero) ou bebidas geladas.
- Prefira alimentos cozidos e evite alimentos crus.
- Evite tomar café.
- Não beba chá preto em excesso (e com bastante leite!).
- Não coma carne de porco.
- Evite o sabor "azedo" (vinagre, legumes em conserva, azeitonas etc.).
- Evite alimentos muito picantes (ver item "O sabor picante" no capítulo "Os tipos de sabores" nas pp. 121ss.).
- Você pode beber um copo de vinho ou cerveja nas refeições (depois da refeição é melhor), mas evite bebidas destiladas!

Tripa *(Bile)*

- Tente comer numa atmosfera calma.
- Beba líquidos frios (água, de preferência) nas refeições.
- Você pode comer alimentos crus pois dispõe de bastante calor digestivo.
- Evite alimentos gordurosos e oleosos (frituras, molhos etc.).
- De modo geral, beba muito pouco álcool e evite sobretudo as bebidas destiladas.
- Uma sobremesa fria e doce (como salada de frutas) é muito recomendável.
- Evite temperos picantes, gengibre, mostarda e raiz-forte.
- Evite rabanete e pimenta.
- Evite azeitonas.
- Evite vinagre (ver item "O sabor azedo" no capítulo "Os tipos de sabores" na p. 121).
- Coma ovos raramente.
- Evite gergelim (por exemplo, no pão ou em forma de óleo).
- Não coma nenhum derivado de soja (por exemplo, missô).
- Evite produtos fermentados.
- Não coma alimentos quentes demais.
- Se possível, evite tomar café.

Péken *(Fleuma)*

- Beba água morna ou quente antes e depois das refeições.

- De modo geral, evite excesso de líquido; prefira alimentos sólidos.
- Prefira alimentos cozidos no vapor.
- Evite todo tipo de alimentos pesados, gordurosos e oleosos (frituras, molhos etc.)
- Evite repolho, couve, couve-flor e legumes semelhantes.
- Evite cenoura ou pimentão em excesso.
- Beba muito pouco álcool (sobretudo cerveja). Se o fizer, prefira um copinho de bebida destilada depois da refeição.
- Evite o máximo possível os alimentos doces.
- Não coma demais de uma só vez e não faça refeições várias vezes ao dia.
- Siga as recomendações sobre ativação do calor digestivo contidas neste livro.

Os tipos de sabores

Os vários tipos de sabores ("*ro*" em tibetano) são percebidos basicamente por meio da língua e do palato. Todos os tipos de sabores têm origem numa combinação específica dos cinco elementos (e portanto contêm seus princípios ativos = propriedades curativas). Assim, eles são um recurso ideal para identificar a composição dos elementos nas plantas, alimentos etc.

Os seis tipos de sabores são:

- Doce ("*gnarwa*" em tibetano)
- Azedo ("*kyurwa*" em tibetano)
- Salgado ("*lentsawa*" em tibetano)
- Amargo ("*khawa*" em tibetano)
- Picante ("*tsawa*" em tibetano)
- Adstringente (acre) ("*kawa*" em tibetano)

A ordem dos sabores na lista acima indica as propriedades ativas dos medicamentos em ordem decrescente. Ou seja, um remédio doce faz mais efeito do que um remédio azedo, o efeito de alimentos azedos é maior do que os salgados, o efeito de alimentos salgados é maior do que os amargos, e assim por diante.

Os seis tipos de sabores podem ser subdivididos em categorias ainda mais específicas pela combinação mútua. Ou seja, para o sabor "doce" são possíveis as seguintes classificações: o doce do doce, o azedo do doce, o salgado do doce, o amargo do doce, o picante do doce e o adstringente do doce. O mesmo tipo de classificação se aplica aos demais sabores.

Os seis tipos de sabores têm características próprias que nos permitem reconhecê-los:

- O sabor *doce* persiste na língua, é agradável e dá vontade de comer (ou beber) mais coisas doces.
- O sabor *azedo* causa contração do rosto ("careta"). Também produz saliva.
- O sabor *salgado* também estimula a salivação, e além disso tem efeito calorífero.
- O sabor *amargo* melhora o hálito, é considerado depressor do apetite e regulador da digestão.
- O sabor *picante* produz lacrimejamento, faz arder a língua e o palato e tem forte efeito calorífero.
- O sabor *adstringente* (= acre) adere ao palato e cria uma sensação de aspereza. Costuma ser classificado juntamente com o princípio ativo "áspero".

Os sabores têm um aspecto quantitativo e um qualitativo. Em outras palavras, uma substância fornece os elementos respectivos numa determinada quantidade (= aspecto quantitativo), mas também ativa os elementos correspondentes no organismo em decorrência de um encadeamento energético (= aspecto qualitativo ou energético).

Por exemplo, o sabor amargo provoca estimulação das glândulas digestivas. Isso prova que o efeito terapêutico não está apenas na substância amarga (pois existem muitas), mas também no próprio sabor. O poder de ativação energética por meio do sabor é muito importante para entender os ensinamentos tibetanos sobre alimentação e preparação de remédios.

Uma pessoa de instinto saudável e com bom senso em matéria de saúde tem tendência a escolher alimentos que ajudam na manutenção e equilíbrio das energias corporais. Ninguém precisa abrir mão da boa comida para gozar de boa saúde!

Os tipos de sabores e sua relação com os cinco elementos

Todas as coisas do universo consistem numa combinação dos cinco elementos. O elemento terra é responsável pela base ou fundamento. A umidade é acrescentada pelo elemento água. O elemento fogo cria o calor necessário, e o elemento ar (vento) é responsável pelo movimento. O quinto elemento — o espaço — permeia os outros quatro e fornece o espaço necessário para o desenvolvimento das atividades.

A formação dos sabores a partir dos cinco elementos acontece da seguinte maneira:

Formação dos tipos de sabores a partir dos cinco elementos

Tipo de sabor	**Elementos**
Doce	Terra + Água
Azedo	Terra + Fogo
Salgado	Fogo + Água
Amargo	Água + Ar
Picante	Fogo + Ar
Adstringente (acre)	Terra + Ar

Todo elemento tem características próprias ou princípios ativos:

As propriedades ativas típicas do elemento *terra* são: pesado, sólido, obtuso, macio, oleoso (untuoso, gorduroso) e seco. A função do elemento terra é desenvolver, formar e fortalecer o organismo. O elemento terra cura doenças da energia corporal *Lung* (Pneuma).

As propriedades ativas típicas do elemento ***água*** são: líquido, fresco, pesado, obtuso, oleoso e maleável (flexível). As funções do elemento água são fornecer umidade e fortificar o organismo ou mantê-lo flexível. O elemento água cura doenças da energia corporal *Tripa* (Bile).

As propriedades ativas típicas do elemento ***fogo*** são: quente, agudo, áspero, leve, oleoso e flexível. O fogo é responsável pela termodinâmica do organismo e pelo amadurecimento dos componentes físicos. Além disso, proporciona boa aparência e pele saudável. O elemento fogo cura doenças da energia corporal *Péken* (Fleuma).

As propriedades ativas típicas do elemento ***ar*** (vento) são: leve, flexível, frio, áspero, absorvente e seco. As principais funções do ar são estruturar o organismo e distribuir os nutrientes e resíduos da digestão. O elemento ar cura doenças das energias corporais *Péken* (Fleuma) e *Tripa* (Bile).

O elemento ***espaço*** não tem características definidas. Ele permeia os demais elementos e lhes dá possibilidade de desenvolvimento. A função do espaço é criar um "ambiente vital". O elemento espaço cura doenças das três energias corporais e da combinação delas.

Os textos clássicos da medicina tibetana incluem a seguinte afirmação, no final da passagem correspondente: "A descrição dos cinco elementos e suas combinações torna evidente que [...] tudo na superfície da Terra, quer seja natural ou incorporado numa combinação, pode ser usado como medicamento." Em sua introdução à tradução dos *Tantras Quintessenciais*, o dr. Barry Clark conta um episódio da vida de Buda:

Jivaka, o famoso médico pessoal de Buda, pediu a seus discípulos que fossem procurar substâncias que não tivessem utilidade como medicamento. No final do primeiro dia, todos os discípulos — com exceção de um — tinham voltado. Só depois de vários dias o último discípulo voltou finalmente, coberto de pó, e contou a Jivaka que, infelizmente, não conseguira encontrar nada que não pudesse ser usado como remédio. Pois Jivaka estava esperando justamente por essa resposta...

Todas as substâncias (medicamentos, alimentos etc.) com tendência ascendente (isto é, energia que impele para cima) são formadas pelas forças ascensionais dos elementos fogo e ar. Todas as substâncias com tendência descendente (isto é, energia que impele para baixo) são formadas pelas forças descendentes dos elementos água e terra.

FUNÇÕES DOS SABORES E SUA OCORRÊNCIA NA NATUREZA

1. O SABOR DOCE

- Tem efeito regenerativo
- Aumenta a força física
- Aumenta os componentes físicos
- Promove longevidade
- Ajuda no desenvolvimento do organismo
- Ajuda na manutenção do organismo
- Estimula o crescimento de pêlos e cabelos
- Estimula a acuidade dos órgãos sensoriais
- Combate intoxicações
- Cura rouquidão e outras doenças da garganta
- Cura doenças dos pulmões
- Cura doenças das energias corporais *Lung* (Pneuma) e *Tripa* (Bile)
- Cura doenças de um desequilíbrio conjunto *Lung / Tripa*
- É benéfico para crianças
- É benéfico para pessoas idosas
- É benéfico para pessoas em estado de desnutrição

Consumido em excesso:

- Intensifica a energia corporal *Péken* (Fleuma)
- Aumenta o tecido adiposo
- Reduz o calor digestivo
- Pode causar crescimento anormal das glândulas (glândula tireóide, pâncreas)
- Aumenta a necessidade de sono
- Diminui a agilidade mental

Pode ser encontrado naturalmente em:

- Todas as substâncias que contêm açúcar ou amido

- (Quase) todos os tipos de cereais
- Linhaça
- Gergelim
- Óleos vegetais
- Nozes, amêndoas etc.
- Tâmaras, figos, uvas maduras e muitas outras frutas
- Açafrão
- Alcaçuz
- Uva-passa
- Mel
- Melaço de cana
- Batata-doce
- Abóbora (japonesa)
- Cenoura
- (Quase) todos os tipos de carne (mas é preciso levar em conta as regras específicas sobre sua eficácia terapêutica!)
- Derivados do leite

2. O SABOR AZEDO

- Aumenta o calor corporal
- Estimula o apetite
- Ajuda na decomposição dos alimentos (= poder digestivo)
- Causa perda de sensibilidade (= aplicação externa tem efeito levemente analgésico)
- Alivia bloqueios da energia corporal *Lung* (Pneuma) (aplicação externa)
- Tem efeito revigorante
- Ajuda a aguçar os sentidos
- É benéfico contra doenças *Lung*
- É benéfico contra doenças *Péken*

Consumido em excesso:

- Aumenta a energia corporal *Tripa* (Bile)
- Eleva a quantidade de sangue

- Diminui a boa disposição e o vigor do organismo
- Causa embotamento dos sentidos (visão turva, imagens tremidas diante dos olhos, sensação de vertigem)
- Pode causar inchaço/acúmulo de líquido (edemas)
- Dá muita sede
- Causa espinhas e coceira na pele
- Pode causar nervosismo e agressividade

Pode ser encontrado naturalmente em:
- Frutas cítricas (limão, lima, laranja etc.)
- Vários tipos de frutas em bagas (por exemplo morango, amora, framboesa, groselha vermelha etc.)
- Espinheiro-marítimo
- Baga de zimbro
- Todas as frutas verdes (isto é, não-maduras)
- Romã
- Azeda-miúda (erva comestível)
- Vinagre (o vinagre de maçã é mais saudável)
- Todos os produtos conservados em vinagre (picles, pepinos em conserva etc.)
- Todos os alimentos fabricados por fermentação láctea (iogurte, coalhada, *Kefir* — bebida de leite fermentado com grãos de *Kefir* etc.; o chucrute também é fabricado por fermentação láctea)

3. O SABOR SALGADO

- Aumenta a capacidade de resistência do organismo
- Estimula o apetite
- Tem efeito calorífero
- Aumenta o calor digestivo
- Pode ser aplicado externamente em forma de compressas de sal (por exemplo, sobre edemas ou na região do fígado)
- É benéfico para os nervos (= abre os canais da energia corporal *Lung*)
- Pode melhorar o estado de espírito
- Cura doenças *Lung*
- Cura doenças *Péken*

Consumido em excesso:

- Provoca queda dos cabelos e branqueamento precoce (ficam grisalhos antes do tempo)
- Acelera a formação de rugas
- Pode prejudicar a saúde dos dentes
- Reduz a força física
- Dá muita sede
- Provoca inchaço (edemas)
- Causa doenças da energia corporal *Tripa* (Bile)
- Causa doenças do sangue
- Pode causar rigidez ou endurecimento (inclusive no sentido emocional)

Pode ser encontrado naturalmente em:

- Todos os sais minerais (sal-gema, sal marinho, bicarbonato de sódio, nitrato de sódio etc.) Prefira o sal marinho, pois ele tem a mesma distribuição mineral do sangue humano. Se houver deficiência de iodo na região em que você vive, recomenda-se o sal iodado.
- Alimentos em geral, principalmente pela adição de sal

4. O SABOR AMARGO

- Aumenta a agilidade mental
- Cura rouquidão
- Regula a digestão
- É benéfico contra doenças na região do peito
- É benéfico contra anorexia (inapetência)
- Pode curar intoxicação
- Alivia excesso de sede
- Provoca ressecamento
- Cura doenças da energia corporal *Tripa* (Bile)

Consumido em excesso:

- Aumenta as energias corporais *Lung* (Pneuma) e *Péken* (Fleuma)

- Reduz os componentes físicos, podendo causar emagrecimento, tontura, fadiga, algumas deficiências etc.

Pode ser encontrado naturalmente em:
- Vários tipos de verduras (escarola, almeirão, chicória etc.)
- Vários tipos de vegetais e ervas (feno-grego, dente-de-leão etc.)
- Acônito (cuidado! esta erva é muito venenosa)
- Genciana

5. O SABOR PICANTE

- Aumenta o calor digestivo
- Estimula o apetite
- De modo geral, facilita a digestão
- Ajuda a dilatar as artérias e veias
- Provoca ressecamento
- Tem efeito purgativo e de limpeza intestinal (também ajuda a eliminar parasitas)
- É benéfico contra doenças da garganta
- É benéfico contra inchaço
- Cura doenças da energia corporal *Lung* (Pneuma)
- Cura doenças da energia corporal *Péken* (Fleuma)

Consumido em excesso:
- Reduz a força física
- Reduz a produção de sêmen e óvulos
- Causa mal-estar generalizado e dores (por exemplo na região dos rins ou nas costas e dores nas articulações)
- Pode causar sensação de resfriamento e calafrios
- Pode causar perda de consciência
- Intensifica irritações da pele
- Intensifica queimaduras
- Provoca ressecamento na pele e nas membranas mucosas
- Pode excitar a agressividade e o desejo sexual

Pode ser encontrado naturalmente em:

- Principalmente em temperos (pimenta, páprica, cravo-da-índia etc.)
- Gengibre
- Alho
- Cebola
- Rabanete
- Mostarda

6. O SABOR ADSTRINGENTE

- Provoca ressecamento (por exemplo, da bile ou da gordura)
- Enfraquece o calor digestivo
- De modo geral, torna todas as funções corporais mais lentas
- É benéfico contra diarréia
- Clareia a pele do rosto
- Cura doenças da energia corporal *Tripa* (Bile)

Consumido em excesso:

- Pode causar acumulação de muco (por exemplo, catarro duro e pegajoso nos brônquios)
- Causa má digestão (por exemplo, flatulência)
- Pode causar doenças cardíacas (por exemplo, Síndrome de Roemheld = síndrome gastrocardíaca)
- Reduz os nutrientes e componentes físicos
- De modo geral, provoca ressecamento dos líquidos
- Constringe as artérias e veias (efeito positivo em caso de hemorragia)

Pode ser encontrado naturalmente em:

- É raro nos alimentos
- Nozes não-maduras (sabor adstringente muito característico!)
- Hamamélis (*Hamamelis virginiana*)
- *Geranium pratense* (planta selvagem, usada por exemplo em preparados medicinais)
- Romã
- Castanhas espanholas

- Frutas selvagens, como maçã (sobretudo frutas verdes e ácidas)
- Glande de carvalho
- Várias cascas de árvore usadas em medicamentos tibetanos (por exemplo casca de sândalo, tamargueira, carvalho, faia etc.)

Segue-se abaixo uma **tabela** sobre o aumento (= ativação ou tonificação) e redução (= pacificação) das três energias corporais pela atuação dos três tipos de sabores:

AUMENTO/REDUÇÃO DAS ENERGIAS CORPORAIS PELA ATUAÇÃO DOS TIPOS DE SABORES

	Aumenta com o sabor:	**Diminui com o sabor:**
Lung (Pneuma)	Amargo Adstringente Doce/picante	Salgado Azedo Picante/doce
Tripa (Bile)	Azedo Picante Salgado	Amargo Adstringente Doce
Péken (Fleuma)	Doce Salgado Azedo (amargo)	Amargo Adstringente Picante (azedo)

Muitas substâncias têm vários tipos de sabores em proporções diferentes. Essas proporções são um princípio dinâmico, não um fator estático. Um exemplo clássico disso é o ruibarbo, que se caracteriza por uma combinação tripla dos sabores azedo, doce e adstringente. O leitor não deve desanimar diante de todas as classificações da medicina tibetana. A vida é um processo de aprendizagem que nunca termina e que se exprime por meio de variações infinitas.

Reações secundárias

A importância das proporções corretas dos vários sabores para aliviar desequilíbrios de uma energia corporal e/ou de um tipo básico de constituição física deve ser enfatizada mais uma vez, pois é uma condição básica para a saúde e o bem-estar de longo prazo.

O que acontece quando já existe um desequilíbrio de uma energia corporal e ingerimos o sabor correto em excesso, ou o tipo errado de sabor? Duas reações podem ocorrer:

1. O desequilíbrio original continua, somado a um novo desequilíbrio de outra energia corporal.

2. O desequilíbrio original se resolve *mas* é substituído por um novo desequilíbrio de outra energia corporal.

Essas duas reações de desequilíbrio podem ser precipitadas por hábitos alimentares, padrões de comportamento e remédios inadequados. Na medicina tibetana, esse efeito é chamado de "reações secundárias e opostas *sem* eliminação do desequilíbrio preexistente" ou "reações secundárias e opostas *com* eliminação do desequilíbrio preexistente".

(Tabela referente ao item 1 - ver acima):

Reações secundárias e opostas sem eliminação do desequilíbrio preexistente

Desequilíbrio preexistente (não-eliminado)	+ Excesso de sabor	Reação secundária (desequilíbrio adicional)
Lung (Pneuma)	Amargo	*Péken* (Fleuma)
Lung (Pneuma)	Picante	*Tripa* (Bile)
Tripa (Bile)	Salgado	*Péken* (Fleuma)
Tripa (Bile)	Picante	*Lung* (Pneuma)
Péken (Fleuma)	Amargo	*Lung* (Pneuma)
Péken (Fleuma)	Salgado	*Tripa* (Bile)

(Tabela referente ao item 2 - ver acima):

REAÇÕES SECUNDÁRIAS E OPOSTAS COM ELIMINAÇÃO DO DESEQUILÍBRIO PREEXISTENTE

Desequilíbrio preexistente (eliminado)	**+ Excesso de sabor**	**+ Excesso de sabor (desequilíbrio adicional)**
Lung (Pneuma)	Doce	*Péken* (Fleuma)
Lung (Pneuma)	Salgado	*Tripa* (Bile)
Tripa (Bile)	Doce	*Péken* (Fleuma)
Tripa (Bile)	Amargo	*Lung* (Pneuma)
Péken (Fleuma)	Picante	*Lung* (Pneuma)
Péken (Fleuma)	Azedo	*Tripa* (Bile)

Não devemos desanimar diante da possibilidade de um desequilíbrio adicional de uma das energias corporais. A informação contida nessas duas tabelas nos permite dosar os medicamentos apropriados em caso de sintomas de ruptura de uma das energias corporais.

OS SABORES DURANTE E DEPOIS DA FASE DIGESTIVA

Durante o processo digestivo, todas as substâncias ingeridas (remédios, alimentos etc.) sofrem transformações específicas no estômago, no intestino delgado e em partes do intestino grosso. Isso também modifica seu "sabor", ou seja, a composição dos elementos no interior das substâncias.

O efeito de uma substância sobre uma das energias corporais varia durante esse processo. Os sabores durante e depois da fase digestiva são chamados de sabores pós-digestivos. Os sabores doce e salgado se transformam em ***doce***. O sabor azedo continua ***azedo***, e os outros três sabores (amargo, picante e adstringente) se transformam em ***amargo***.

Cada um dos sabores pós-digestivos alivia ou pacifica duas energias corporais. O sabor doce alivia *Lung* (Pneuma) e *Tripa* (Bile), o sabor azedo cura *Péken* (Fleuma) e *Lung* (Pneuma), e o sabor amargo ajuda a reduzir *Péken* (Fleuma) e *Tripa* (Bile).

Tipos de sabores e sua relação com a fase digestiva

Sabor antes da digestão	**Sabor pós-digestivo**	**Alivia a energia corporal**
Doce e salgado	Doce	*Lung* + *Tripa*
Azedo	Azedo	*Lung* + *Péken*
Amargo, picante e adstringente	Amargo	*Péken* + *Tripa*

Essa tabela ajuda a definir uma combinação mais exata dos alimentos adequados para a alimentação diária.

Trata-se de um capítulo da farmacologia tibetana que também representa grande desafio para os médicos tibetanos (que na prática são também farmacêuticos). A eficácia de uma substância medicinal como fator de equilíbrio das energias corporais pode depender mais do sabor pós-digestivo do que do sabor pré-digestivo. Exemplo disso é o chamado sal vegetal. Esse tipo de sal, que é extraído da madeira, tem sabor "picante", mas pode ser usado para combater o excesso de energia corporal *Tripa* (Bile) – porque seu sabor pós-digestivo é "doce".

Essa diferenciação se torna ainda mais complicada quando um grande número de substâncias é combinada no preparo de remédios específicos.

As propriedades ativas (princípios ativos) dos tipos de sabores

Como já mencionamos na descrição dos cinco elementos (ver pp. 50ss. e 123ss.), todo sabor tem uma característica própria ou determinadas propriedades ativas. Esses atributos também podem ser chamados de características primárias de efeito terapêutico. A medicina tibetana usa a palavra "potência" ou "potencial", pois trata-se de um tipo especial de energia. Esses princípios ativos se dividem principalmente em propriedades de resfriamento (= o caráter frio da lua, *gang chen* em tibetano) e propriedades de aquecimento (= o caráter quente do sol, *big-dsche* em tibetano).

Existem basicamente oito propriedades ativas:

- Pesado
- Oleoso
- Fresco
- Obtuso
- Leve
- Áspero
- Quente
- Agudo

No idioma tibetano, os nomes desses princípios ativos já sugerem seu efeito. O termo "princípio ativo" pode ser interpretado tanto no sentido de uma característica própria quanto do efeito resultante. No primeiro sentido, a palavra "quente" pode designar uma substância com componentes quentes, mas no segundo sentido designa também uma substância com efeito "calorífero" (efeito de aquecimento).

Outro exemplo: O princípio ativo "oleoso" significa que uma determinada substância contém óleo, mas também que a substância tem efeito lubrificante. A característica "obtuso" descreve uma condição. Enquanto princípio ativo, ela também pode significar "alívio para a dor". Não é uma contradição — as duas definições se sobrepõem uma à outra e expandem nossa percepção e imaginação. Assim, os oito princípios ativos podem ter um sentido intrínseco ou um sentido mais amplo, que já implica efeito ou resultado.

Com base em sua composição a partir dos cinco elementos, tanto os sabores quanto suas propriedades ativas podem ser relacionados com o tipo básico de constituição física de cada pessoa. Isso vale no plano físico e material, mas também no plano emocional ou espiritual. Uma pessoa com predomínio da energia corporal *Tripa* tem princípios ativos dominantes "quente", "agudo" e "oleoso". Como sugere a palavra "quente", essa pessoa provavelmente tem calor digestivo forte e uma personalidade emocional e apaixonada. Além disso, pode ser o tipo de pessoa que às vezes "esquenta a cabeça" muito depressa em determinadas situações. Alguém com predomínio da energia corporal *Péken* pode ter dificuldade para se abrir e revelar seus sentimentos por causa do princípio ativo "fresco". O leitor pode analisar seu próprio tipo de constituição física e tirar suas conclusões.

As oito propriedades ativas podem ser divididas em quatro pares complementares:

- Quente e fresco
- Pesado e leve
- Oleoso e áspero
- Obtuso e agudo

As propriedades ativas também podem ser classificadas conforme sua relação com os seis tipos de sabores:

Pesado:	Doce	adstringente	salgado
Leve:	Amargo	azedo	picante
Fresco:	Doce	amargo	adstringente
Quente:	salgado	azedo	picante
Oleoso:	salgado	azedo	doce
Obtuso:	Amargo	adstringente	doce
Áspero:	Azedo	picante	amargo
Agudo:	salgado	azedo	picante

Os médicos tibetanos também utilizam um sistema de avaliação dos sabores de acordo com as propriedades ativas primárias e as características secundárias. Por exemplo, o sabor "doce" é considerado muito pesado; o sabor "salgado" é bem mais leve. Existem vários sistemas de avaliação dos sabores que diferem um pouco um do outro, e por isso não serão descritos em detalhes neste livro.

Os princípios ativos podem ser usados em combinação com os seis tipos de sabores e os três sabores pós-digestivos para aliviar o excesso de uma das energias corporais. Uma propriedade ativa com as mesmas características da energia corporal correspondente tende a aumentar essa energia. Uma propriedade ativa com características opostas tende a aliviar ou neutralizar o excesso da energia corporal. Isso acontece da seguinte maneira:

Energia corporal	**Aumenta por meio das propriedades ativas**	**Diminui por meio das propriedades ativas**
Lung (Pneuma)	Leve, áspero, fresco	Pesado, oleoso
Tripa (Bile)	Quente, quente, oleoso	Fresco, obtuso
Péken (Fleuma)	Pesado, oleoso, fresco, obtuso	Leve, áspero, quente, agudo

As características secundárias

As propriedades ativas mencionadas acima são a essência das dezessete características secundárias dos alimentos e remédios. As características secundárias contêm as oito propriedades ativas e mais onze modos de atuação, que refletem diferenciações sutis no interior de uma substância ou um estado. Essas diferenciações podem ser muito importantes para a combinação de medicamentos.

Na alimentação diária, esses fatores costumam ter pouca importância. Mas as características secundárias podem expandir bastante nossa experiência pessoal e nossa visão de mundo ao longo do tempo. A medicina tibetana distingue as dezessete características secundárias de uma substância ou estado de acordo com o grau respectivo de:

- Maciez
- Peso
- Calor
- Oleosidade
- Solidez
- Frio
- Obtusidade
- Frescor
- Maleabilidade
- Grau de fluidez (= compacidade)
- Secura
- Capacidade de absorção (= receptividade)
- Calor (favorece a maturação)
- Leveza
- Agudeza
- Aspereza
- Flexibilidade

Também existem possibilidades de diferenciação no interior de cada substância ou estado. Um sistema de avaliação (por exemplo, "presente em quantidade muito alta" = 10 pontos, e "presente em quantidade mínima" = 1 ponto) é usado para classificar as respectivas características secundárias. Para ficar com o exemplo mencionado acima, o sabor "doce" recebe 10 pontos na categoria "peso", enquanto o sabor "salgado" recebe 1 ponto na mesma categoria.

Essas diferenciações permitem a um médico tibetano preparar remédios personalizados, isto é, combinados em todos os seus detalhes para as necessidades específicas de um paciente. O sistema de diferenciação das características secundárias no interior das substâncias pode ser consultado nos comentários médicos, mas os médicos tibetanos precisam de um longo treinamento em matéria de sabores para preparar remédios com segurança. Uma ênfase diferente (por exemplo, as condições climáticas) pode interferir na fórmula de um medicamento para melhorar os resultados. Além disso, o médico precisa levar em conta os tipos de sabores, os sabores pós-digestivos e as propriedades ativas, para depois equilibrá-los com as "Vinte Características das Doenças" (= as 17 características secundárias mais o grau de dureza, liquidez e densidade). A maioria dos preparados medicinais tibetanos raramente contém menos de 24 substâncias diferentes. Portanto, trata-se de um conhecimento extremamente complexo e abrangente.

Quadro geral dos alimentos
(Sabores, propriedades ativas e possibilidades de aplicação)

As tabelas apresentadas a seguir podem ajudar o leitor a adaptar a combinação de alimentos de seu cardápio diário, levando em conta seu tipo básico de constituição física e/ou um eventual desequilíbrio de uma das três energias corporais. A última coluna das tabelas contém recomendações ou comentários sobre a eficácia dos alimentos contra várias doenças. É fácil determinar seus efeitos sobre as energias corporais consultando os capítulos sobre os tipos de sabores e as propriedades ativas. O autor deste livro fez alguns acréscimos em relação às fontes originais — sobretudo alguns tipos de frutas e vegetais mais comuns no Ocidente.

Primeiro, faça uma lista de seus alimentos preferidos ou que você está acostumado a comer. Depois, use as tabelas para comparar esses alimentos ao seu tipo básico de constituição física. Desse modo, você pode adquirir uma idéia cada vez mais diferenciada das características energéticas desses alimentos. Só a longo prazo os desequilíbrios de uma energia corporal podem ser "tratados" pela alimentação — portanto, não espere resultados imediatos. Outro conselho é não modificar sua dieta de um dia para o outro. É melhor mudar seus hábitos alimentares num prazo de três a quatro semanas. Isso protege o organismo — assim como o estado de espírito — contra reações bruscas. De modo geral, todas as decisões de longo prazo devem ser tomadas depois de muita reflexão e com o coração alegre.

Alimento	Sabor	Propriedades ativas	Comentários
Vegetais: Os vegetais podem ser divididos em crus e cozidos, mas também em variedades que crescem em terreno seco ou úmido. As variedades "secas" têm propriedade ativa morna e leve; as variedades "úmidas" têm propriedade ativa fresca e pesada.			
Alface	Amargo	Leve, áspero	De digestão difícil; estimula sobretudo a energia *Péken*
Tomate	Azedo, doce	Leve, fresco	Abre levemente o apetite; estimula a energia *Lung*
Batata-doce	Doce	Pesado	Efeito pacificador; estimula a energia *Péken*
Batata	Doce	Pesado, morno	Estimula a energia *Péken*
Cebola	Picante	Quente	Aumenta o calor digestivo; estimula o apetite; é útil contra excesso de *Péken* e *Lung*; é útil contra fluxos linfáticos (por exemplo, quando há inchaço)
Alcachofra	Amargo, doce	Leve, fresco	Tem efeito benéfico para o fígado
Aspargo	Amargo, doce, adstringente	Fresco, leve	É considerado afrodisíaco; efeito diurético; útil contra doenças linfáticas frias e rins frios
Espinafre	Amargo	Leve	Difícil de digerir em estado cru; cozido, tem efeito benéfico para o fígado
Grão-de-bico	Doce	Fresco, leve, absorvente	Útil para expectoração e contra asma; tem efeito benéfico contra doenças combinadas *Péken/Lung*
Cogumelo	Adstringente	Fresco, pesado	Estimula a energia *Péken*; aglutina substâncias tóxicas
Lentilha	Doce, adstringente	Fresco, leve	Útil contra doenças do sangue; estimula as três energias corporais; absorvente
Pimenta	Picante	Quente, áspero	Provoca grande aumento da energia *Tripa* (e *Lung*)

Alho	Picante	Áspero, quente, oleoso	Considerado o melhor remédio contra excesso de *Lung*; cura doenças causadas pelos microrganismos (como vermes); é considerado afrodisíaco; aumenta o apetite e previne queda dos cabelos; útil contra resfriados, asma e diarréia; enfraquece os princípios ativos dos medicamentos; fecha a abertura de todos os canais; tem efeito benéfico contra doenças frias *Lung* (por exemplo, rins); útil para estômago e fígado
Rabanete "novo", antes de completar crescimento	Picante, ligeiramente amargo	Quente, áspero, leve	Aumenta o calor digestivo; combate doenças *Lung*; tem efeito benéfico contra doenças do ouvido; útil contra fluxo linfático; aplicação externa contra elefantíase
Rabanete maduro e/ou depois de algum tempo da colheita	Picante	Pesado, morno	Em estado cru, estimula as três energias corporais; cozido, tem efeito benéfico contra excesso de *Lung*; os dois tipos de rabanete fecham as aberturas de todos os canais e diminuem os princípios ativos dos medicamentos
Erva-doce	Adocicado, ligeiramente amargo, ligeiramente picante		Aumenta o apetite; tem efeito benéfico contra excesso de *Péken* e *Lung*; pode combater inchaços; útil para o estômago e contra doenças frias
Berinjela	Doce, amargo	Pesado	Estimula a energia *Péken*
Couve-flor	Doce	Pesado	Estimula a energia *Péken*
Dente-de-leão	Amargo, ligeiramente doce	Áspero, fresco	Útil para desintoxicação na primavera; tem efeito benéfico contra "fleuma marrom" (= *Péken mugpo*) no estômago e febre crônica; combate doenças *Tripa* e do sangue; útil contra falta de apetite; parece capaz de aglutinar e eliminar metais

Agrião	Picante	Quente, áspero	Ajuda a fortalecer a saúde na primavera; estimula as energias *Lung* e *Tripa*
Alho-poró	Picante	Quente	Efeito semelhante ao da cebola
Cebolinha	Picante	Morno	Aumenta o apetite; tem efeito benéfico contra doenças combinadas *Péken*/*Lung*; combate a insônia; fecha a abertura de todos os canais; diminui o efeito dos medicamentos
Cenoura	Doce, ligeiramente amargo	Pesado	Estimula a energia *Péken*; tem efeito benéfico contra excesso de *Lung*
Abóbora	Doce, ligeiramente azedo	Morno	As sementes combatem diarréia "quente" e podem ser usadas como vomitivo; considerada "fruta nobre"; útil para cicatrização de feridas e contra doenças dos pulmões

Cereais:

O peso e a frieza dos cereais se altera até certo ponto quando são torrados; assados no forno, perdem a característica de frieza mais do que de peso. Cereais frescos são geralmente úmidos e pesados; depois de algum tempo de armazenagem, ficam mais leves. Cereais com casca são mais pesados do que cereais sem casca.

Arroz (branco)	Doce	Leve, fresco, macio, oleoso (arroz integral é ligeiramente mais pesado)	Tem efeito tônico; restaura as três energias corporais; útil contra vômitos e diarréia (ver "Informações gerais e dicas de preparação" na p. 158)
Trigo	Doce	Pesado, fresco, oleoso	Tem efeito benéfico contra excesso de *Lung* e/ou *Tripa*; considerado muito nutritivo; aglutina substâncias tóxicas nas articulações; útil contra diarréia

Centeio	Doce	Pesado, fresco	Pode ter efeito estabilizador
Sorgo	Doce	Ligeiramente pesado, fresco	Útil contra fratura óssea e para cicatrização de feridas
Painço	Doce	Fresco, leve	Útil contra desequilíbrio da energia *Tripa*; fortalece a energia *Lung*; aumenta o apetite
Cevada (com casca)	Doce	Pesado	Excelente tônico; estimula os fluidos vitais; favorece os movimentos peristálticos (farinha de cevada torrada fervida com leite tem efeito benéfico contra excesso de *Lung*)
Cevada (sem casca)	Doce	Leve, fresco	Combate distúrbios *Péken* e *Tripa*; previne formação de pedras nos rins; mingau de cevada fresca tem efeito benéfico sobre a vesícula biliar
Trigo-sarraceno	Doce	Fresco, leve	Estimula as três energias corporais; útil para a cicatrização de feridas (aplicação externa drena o sangue e o pus das feridas); dissolve coágulos
Aveia	Doce	Pesado, quente	Forte efeito energético; útil para a pele
Milho	Doce	Pesado	Pacifica a energia *Lung*

Derivados do leite:

De modo geral, o leite é pesado e fresco, mas fica mais leve e mais morno depois de fervido. A manteiga e qualquer outra espécie de gordura animal são consideradas óleos pela medicina tibetana. Quanto ao princípio ativo, a banha de porco é a mais pesada dos óleos, seguida — em ordem decrescente — pelo tutano, óleo de gergelim e manteiga. Todos os óleos têm sabor doce e propriedade ativa fresca, oleosa-gordurosa e ligeiramente laxante. Além disso, têm características secundárias macias, obtusas e úmidas. Todas as gorduras são benéficas contra excesso de *Lung*. Aplique externamente contra queimaduras. De modo geral, a gordura tem efeito benéfico para as articulações.

Leite de vaca	Doce	Fresco, gorduroso, pesado	Estimula a energia *Péken*; tem efeito benéfico para a pele; útil contra doenças degenerativas; alivia o desejo constante de urinar

Leite da vaca recém-ordenhada (morno)	Doce	Não tão pesado	"Ambrosia pura"
Manteiga (fresca)	Doce	Fresco, oleoso, pesado	Benéfica para o aspecto do rosto e a pele; é considerada afrodisíaca
Manteiga (com cerca de 9 meses de armazenagem)	Doce	Mais leve que a manteiga fresca	Tem efeito benéfico contra excesso de *Lung*, problemas de memória e doenças mentais em geral
Manteiga clarificada	Doce	Morno	Aplique externamente contra queimaduras e internamente contra excesso de *Lung*
Manteiga líquida	Doce	Morno	"Verdadeira ambrosia"; estimula todas as atividades mentais; aumenta o calor corporal; fortalece o organismo e aumenta a expectativa de vida
Iogurte	Azedo	Áspero, fresco, gorduroso	Aumenta o apetite; recomendável contra febre causada por excesso de *Lung*; alivia evacuação muito seca
Coalhada seca	Azedo	Áspero, morno	Tem efeito benéfico contra dilatação (gases) e diarréia com febre
Iogurte desnatado	Azedo		Combate a diarréia; útil contra resfriados e febre; estimula (um pouco) a energia *Lung*. O soro formado na superfície do iogurte tem efeito purificador para os canais (como o intestino) e ajuda a diluir a evacuação
Kefir	Azedo	Fresco, leve	Efeito semelhante ao do iogurte
Leite de cabra	Doce	Fresco	Tem efeito benéfico contra distúrbios do calor por excesso de *Lung*; útil contra sede e febre

Leite de ovelha	Doce	Pesado	Tem efeito benéfico contra excesso de *Lung* — evite em caso de doença cardíaca! Muito nutritivo, mas prejudica a agilidade mental
Leite de égua	Azedo	Princípio ativo equilibrado	Tem efeito benéfico contra doenças dos pulmões; prejudica a agilidade mental
Queijo duro (curado ao sol ou maturado)	Azedo, picante	Morno, pesado, gorduroso	Útil contra constipações leves; aumenta o apetite; benéfico contra desequilíbrios da energia *Péken*
Soro de leite	Azedo	Leve, adstringente	Ajuda a combater doenças; tem efeito benéfico contra gripe com febre e contra diarréia; o soro de leite fresco aumenta o apetite e o calor digestivo; útil contra doenças do baço e do estômago, além de tumores; alivia combinações de *Lung* e *Péken*; útil contra edemas ou intoxicações leves; o "soro do queijo" reduz *Péken* sem estimular ao mesmo tempo as energias *Lung* ou *Tripa*
Leite em pó	Doce, azedo	Gorduroso, áspero	Aumenta o apetite; combate constipações leves; combate excesso de *Péken*
Leite condensado	Doce	Pesado	É de digestão difícil ou indigesto

Carnes:

A tabela abaixo inclui tipos de carne que são raros nos países ocidentais. Mesmo assim, a menção é importante para entender melhor os princípios energéticos.

A maioria das carnes para consumo humano tem sabor doce. Elas se diferenciam entre si conforme a alimentação do animal e seu *habitat*.

- Animais que vivem em terreno seco têm carne leve, fresca, áspera = útil contra febre causada por excesso de *Lung* ou *Péken*

- Animais que vivem em terreno úmido têm carne oleosa-gordurosa, morna, pesada = útil contra doenças frias do tipo *Lung* e doenças dos rins e do estômago
- Animais que vivem nos dois tipos de terreno têm carne com uma combinação das propriedades ativas listadas acima

Carne de vaca	Doce	Leve, oleosa	Útil contra febre causada por excesso de *Lung*; tem efeito bastante equilibrado
Carne de ovelha	Doce	Gordurosa, morna, suave	É de fácil digestão; aumenta o apetite; reforça os componentes físicos; útil contra excesso de *Lung* ou *Péken*
Carne de porco	Doce	Leve, fresca	Útil contra vermes; muito prejudicial quando há excesso de *Lung*; tem efeito benéfico contra "fleuma marrom" (grave distúrbio digestivo); útil contra febre
Carne de cabrito ou bode	Doce	Pesada, fresca	Estimula as três energias corporais; útil contra queimaduras e febre
Carne de cordeiro	Doce	Morna, oleosa	É considerada um tônico para o organismo; aumenta o apetite; útil contra excesso de *Lung* ou *Péken*
Carne de lebre	Doce	Áspera, morna	Efeitos semelhantes ao da carne de coelho
Carne de coelho	Doce	Áspera, quente	Útil contra diarréia; estimula o calor digestivo
Carne de frango	Doce	Leve, morna	Tem efeito tônico; estimula os fluidos regenerativos; útil para a cicatrização de feridas
Carne de jumento (jegue)	Doce	Morna	Útil contra doenças dos rins e, de modo geral, contra doenças frias; tem efeito benéfico contra distúrbios linfáticos
Carne de cavalo	Doce	Morna	A alcatra (parte traseira) tem efeitos semelhantes ao da carne de jumento
Carne de veado (e outras carnes de caça)	Doce	Leve, áspera, fresca	Útil contra febre causada por excesso de *Lung* ou *Péken* (o mesmo vale para cabras selvagens ou outros animais da montanha)

Tutano	Doce	Oleosa, pesada, morna	Tem efeito muito benéfico contra excesso de *Lung* (por exemplo em forma de sopa)
Peixe	Doce	Oleosa, pesada	Aumenta o apetite; muito recomendável contra doenças do estômago; melhora a visão; útil contra excesso de *Péken*, assim como inchaço (edemas); considerado um tônico para o organismo
Ovos	Doce	Quente, pesado	São muito nutritivos; aquecem a vesícula biliar; a casca do ovo tem efeito benéfico contra náusea e vômito; a clara do ovo é considerada ótimo remédio para problemas de visão

Existem classificações adicionais dos tipos de carne de acordo com os seguintes fatores:

- O sexo do animal (a parte superior do macho e a parte inferior da fêmea têm efeito mais pesado)
- Carne fresca ou resfriada (consumida num limite máximo de dois meses) tem propriedade ativa mais fresca
- Carne armazenada (por exemplo, carne embutida ou defumada), consumida entre cerca de 3 meses e um ano, tem propriedade ativa mais quente (morna) e, portanto, é mais nutritiva e de fácil digestão
- Carne salgada e seca ao sol (por exemplo, charque), conservada por muito tempo (cerca de um ano), tem efeito muito benéfico contra doenças da energia corporal *Lung*
- Carne crua ou congelada tem propriedade ativa muito pesada e é de difícil digestão; por outro lado, a propriedade ativa da carne se torna mais leve e quente quando ela é seca ao sol, assada ou cozida.

Condimentos:

Sal	Salgado	Morno	Aumenta o calor digestivo; estimula o apetite; ajuda a eliminar resíduos e toxinas do organismo; alivia rigidez muscular; libera o ar bloqueado (*Lung*); excesso de sal aumenta o volume de sangue e bile (*Tripa*) e causa queda do cabelo, branqueamento prematuro, sede, rugas e prejudica a visão

Açúcar	Doce	Fresco	Estimula a energia *Péken*; tem efeito pacificador sobre a energia *Lung*; açúcar mascavo combate excesso de calor digestivo, sede, náuseas, vertigem e doenças *Tripa*
Melaço de cana	Doce	Mais quente do que o açúcar	É considerado uma "essência do reino das plantas"; tem efeito afrodisíaco; ajuda a esvaziar o intestino
Mel	Doce	Morno	Estimula o calor digestivo; é considerado uma "essência do reino das flores"; combate doenças do estômago e do baço; é usado como "cavalo medicinal" (= substância portadora) contra doenças da fleuma e da linfa; por causa de seu sabor pós-digestivo com propriedade calorífera, pode ser usado com moderação em caso de diabetes
Pimenta (branca e preta)	Picante	Quente, áspero	Seu sabor pós-digestivo também é quente; a pimenta-do-reino é considerada mais eficaz; tem efeito benéfico contra excesso de *Péken* e doenças frias; útil contra problemas de digestão; excesso de pimenta estimula as energias *Lung* e *Tripa*
Pimenta (vermelha)	Picante, doce	Oleoso, áspero	Tem efeito benéfico contra excesso de *Lung* e doenças frias; útil contra doenças do baço e contra excesso de *Péken*; uma das "três substâncias quentes"; considerada afrodisíaco
Grãos de mostarda	Picante	Relativamente suave; morno, áspero	Estimula a energia *Tripa*; isola e aglutina toxinas no organismo; útil contra doenças dos rins e do abdome, além de infecções; tem efeito benéfico para o sistema linfático; é considerado afrodisíaco
Raiz-forte	Picante	Quente, leve	Estimula a energia *Tripa*
Gengibre	Doce, picante	Áspero, leve	Estimula o calor digestivo e o calor corporal como um todo; aumenta o apetite; tem efeito benéfico contra excesso de *Lung* e *Péken*, assim como combinações das duas energias; ajuda a afinar ou diluir o sangue

Pimenta-de-caiena	Picante	Quente	Estimula a energia *Tripa*
Coriandro ou coentro (preto e branco)	Doce, picante, adstringente	Morno	Considerado "remédio excelente"; tem efeito benéfico contra excesso de *Péken* e *Lung*; útil contra fleuma quente no estômago (= "fleuma marrom"); aumenta o apetite e estimula o aparelho digestivo; tem efeito benéfico contra inchaço (edemas) e sede
Salsinha	Picante, amargo, doce	Oleoso	Combate doenças do estômago; tem efeito benéfico contra doenças frias e excesso de *Péken*
Nigela (também chamada "cominho-preto" ou "nigella sativa"	Doce	Oleoso	Útil para o estômago e contra fígado frio; um dos oito medicamentos principais para o sistema linfático
Cominho (preto e branco)	Doce, picante	Suave, oleoso, morno	Tem efeito benéfico contra doenças frias (por exemplo excesso de *Péken*); útil contra doenças do estômago; benéfico para o fígado; um dos oito medicamentos principais para o sistema linfático; aumenta o calor digestivo; benéfico contra sintomas de calor nos pulmões
Alcaravia (cominho-armênio)	Doce	Leve, suave	Tem efeito benéfico contra excesso de *Péken* e *Lung*; aumenta o apetite; útil contra febres dos órgãos internos (por exemplo, azia) e para os olhos; combate febre e intoxicação
Canela	Picante, doce adstringente (levemente) salgado	Quente	Estimula o calor digestivo; tem efeito benéfico contra doenças frias (sobretudo doenças do estômago e do fígado); útil contra excesso de *Lung* e diarréia

Cardamomo ("cardamomo do Ceilão", de sementes maiores)	Amargo	Áspero, quente	Tem efeito benéfico contra doenças frias (sobretudo doenças do estômago *e* do baço); uma das "seis substâncias benignas"; considerado remédio excelente para o baço
Cardamomo ("cardamomo de Malabar", de sementes menores)	Amargo, picante	Leve, de morno a quente	Tem efeito benéfico contra doenças frias (sobretudo doenças dos rins); também é útil contra excesso de *Lung*; uma das "seis substâncias benignas"
Cálamo-aromático	Agudo, doce	Áspero, quente	Estimula o calor digestivo; tem efeito benéfico contra distúrbios digestivos e intoxicação alimentar leve; útil contra doenças linfáticas
Alcaçuz	Doce	Morno, suave	Estimula a abertura dos canais; útil para os pulmões (por exemplo contra tosse); alivia a sede
Azeda-miúda (tipo de pimenta)	Agudo	Áspero	Útil contra "ressaca"; tem efeito benéfico contra infecções por microrganismos, pruridos e irritação da pele
Curcuma (açafrão-da-índia)	Doce, amargo	Quente	Útil contra intoxicação e infecções; tem efeito benéfico contra o desejo constante de urinar
Noz-moscada	Agudo, amargo	Pesado, oleoso, quente	Muito útil contra excesso de *Lung* e como contra doenças cardíacas; uma das "seis substâncias benignas"; importante no tratamento de dificuldades mentais; não use em caso de doença dos rins pois tem sabor pós-digestivo frio

Cravo-da-índia	Agudo	Quente, áspero, seco	É chamado de "flor dos deuses"; útil contra doenças frias e excesso de *Lung*; tem efeito benéfico para o fígado; uma das "seis substâncias benignas"; medicamento excelente para o chamado "canal da vida"
Zimbro	Doce, ligeiramente amargo	Adstringente, morno	Útil contra distúrbios digestivos, doenças frias e excesso de Lung; isola e aglutina excesso de bile; considerado um elixir; tem efeito benéfico contra hemorróidas e febre dos rins; excelente para o coração; relaxa a mente (na Índia, o zimbro é uma árvore sagrada)
Açafrão	Doce	Fresco	Comprime a abertura dos canais; tem efeito benéfico contra excesso da energia corporal *Tripa*; excelente para o fígado; eficaz contra doenças quentes; o melhor tipo de açafrão é o alaranjado, de aroma muito intenso

Frutas:

Muitas das variedades de frutas descritas abaixo não estão incluídas nos textos clássicos da medicina tibetana, pois são mais comuns no Ocidente. Basicamente, a maioria das frutas tem sabor doce e azedo, com propriedade ativa refrescante.

Uva	Doce, ligeiramente azedo	Fresco, pesado	Efeitos semelhantes ao da uva-passa
Uva-passa	Doce	Morno, pesado	Útil contra doenças dos pulmões
Banana	Doce	Pesado, oleoso	Pacifica a energia *Lung*; pode causar prisão de ventre
Melancia	Doce	Muito pesado, muito fresco	Tem efeito muito refrescante

Espinheiro-marítimo (“Hippophae rhamnoides”)	Azedo, ligeiramente picante	Adstringente, quente	Útil contra excesso de energia *Péken*, contra cólica e febre; estimula a expectoração de muco (= fleuma viscoso) e tem efeito benéfico contra doenças dos pulmões
Coco	Doce	Pesado, oleoso	Estimula sobretudo a energia *Péken* (mas também a mucosa do estômago); útil contra hiperpepsia (tipo de perturbação digestiva)
Amora-preta	Doce, azedo	Adstringente	Útil contra tosse; tem efeito benéfico contra excesso de *Lung* com febre
Framboesa	Doce, ligeiramente azedo	Adstringente	Efeitos semelhantes aos da amora-preta
Limão	Azedo	Fresco, áspero	Aumenta o apetite; ajuda a limpar o sangue
Pêssego	Doce	Pesado, áspero	Estimula a energia *Péken*
Romã	Azedo, adstringente, doce	Morno, oleoso	“Remédio excelente” contra distúrbios do calor digestivo; útil contra doenças frias e excesso das energias *Lung* e *Péken*; tem efeito muito benéfico contra doenças do estômago; aumenta o calor no estômago e no fígado; útil no combate aos microrganismos (vermes, por exemplo)
Damasco	Doce	Relativamente equilibrado	Benéfico para a pele; efeito estabilizador em caso de excesso de *Lung*; as sementes ajudam a combater infertilidade nas mulheres; o óleo de damasco estimula o crescimento dos cabelos; de modo geral, ajuda na cicatrização de feridas
Ruibarbo	Azedo, doce, adstringente, ligeiramente amargo	Suave, fresco, leve	Eficaz contra a energia *Péken*; tem efeito benéfico contra intoxicação; combate excesso de calor nos intestinos delgado e grosso; aumenta o apetite; cura edemas (inchaço linfático); a designação tibetana do ruibarbo selvagem (*chu bha*) também significa “canais de linfa”

Cereja	Doce, azedo	Fresco	Estimula o fígado e a bile
Tâmara	Doce	Pesado	É considerada um afrodisíaco; útil contra doenças do estômago
Nectarina	Doce	Pesado	Efeito estabilizador contra excesso de *Lung*
Manga	Doce, ligeiramente azedo	Pesado	Estimula a energia *Péken*; a semente é usada contra doenças frias dos rins; a polpa também é benéfica para os rins
Toranja (grapefruit)	Doce, azedo, amargo	Fresco	Útil contra distúrbios digestivos; estimula o apetite; pode ter efeito muito refrescante para os órgãos
Maçã	Doce, azedo	Pesado, fresco	De modo geral, a maçã crua estimula a energia *Lung*; cozida, estimula a energia *Péken*; útil para os intestinos delgado e grosso
Morango	Doce, azedo	Fresco, áspero	Estimula as energias *Péken* e *Lung*; o morango selvagem é útil para desobstruir os canais e para melhorar o fluxo linfático
Groselha	Azedo	Fresco	Estimula a energia *Lung*
Abacaxi	Doce, azedo	Pesado, áspero	Estimula o apetite e a digestão; tem efeito benéfico para o estômago
Pêra	Doce	Pesado	Estimula a salivação; benéfica para os pulmões

Frutas secas, sementes e óleos:

Os "óleos" foram incluídos no item "Derivados do leite", pois a manteiga (entre outros produtos) também é considerada um "óleo". De modo geral, óleos fabricados por prensagem a frio têm efeito estimulante para o calor digestivo e fortalecem o organismo. Além disso, ajudam internamente na desobstrução dos canais (por exemplo o intestino). São considerados benéficos para a longevidade e podem ter efeito afrodisíaco.

Gergelim (branco + preto)	Doce, (ligeiramente) amargo	Pesado, oleoso, morno	Útil contra doenças *Lung*; é um afrodisíaco; estimula o crescimento dos cabelos (uso interno e externo); um dos oito medicamentos principais da linfa; de modo geral, aumenta a força física

Óleo de gergelim	Doce, amargo, picante	Pesado, oleoso, quente	De modo geral, fortalece o organismo; pessoas com excesso de peso emagrecem, pessoas abaixo do peso ideal engordam; tem efeito benéfico contra combinações de *Péken* e *Lung*; suaviza a pele; estimula o crescimento dos cabelos
Nozes	Doce, adstringente	Pesado, oleoso, quente	Estimula as energias *Péken* e *Tripa*, por isso são benéficas contra excesso de *Lung*; massagem com óleo de nozes é excelente contra exaustão física causada por *Lung*; a parte interna da casca é considerada benéfica para o crescimento dos cabelos
Amendoim	Doce	Pesado, oleoso, quente	É de difícil digestão
Linhaça	Doce, amargo	Pesado, oleoso, macio, suave, morno	Eficaz contra excesso de energia *Lung*; uso eventual contra doenças *Tripa* e *Péken* (doses moderadas, pois o sabor pós-digestivo é quente; pode ter efeito negativo para a visão e os fluidos regenerativos)

Bebidas em geral e bebidas alcoólicas:

A tabela abaixo apresenta algumas regras básicas:

Energia corporal	É pacificada por	É estimulada por
Lung (Pneuma)	Leite	Água
Tripa (Bile)	Água	Álcool
Péken (Fleuma)	Álcool	Leite

Água

A medicina tibetana distingue vários tipos de água. Nos textos clássicos, a água fresca da chuva é considerada a de melhor qualidade.

A *materia medica* tibetana (lista de substâncias médicas) atribui "oito qualidades" à água da chuva. Teoricamente, estas qualidades (sustentar a vida, saciar a sede, estimular o apetite, clareza mental, leveza, sabor agradável, refrigeração e pureza) podem ser acrescentadas à água artificialmente, mas a qualidade natural é sempre melhor.

Na época em que os textos da medicina tibetana foram coligidos, a situação do meio ambiente e de toda a ecologia do planeta era muito diferente da que se observa hoje em dia. Para a medicina tibetana, a água de poços profundos (por exemplo água mineral) aparece em quinto lugar em termos de propriedade ativa, depois da água da chuva, da neve derretida, da água de rios e da água de uma fonte a céu aberto (em ordem de qualidade).

Água do mar e água turva das florestas têm qualidade ainda menor na escala da medicina tibetana. A água revigorante e leve exposta aos raios de sol, que corre a céu aberto e é tocada pelos ventos é naturalmente preferível à água parada ou à água turva e lodosa das florestas.

Em matéria de água mineral, existem livros inteiros com recomendações específicas. Os especialistas também discordam a respeito dos filtros de água etc. Uma boa maneira de aderir às recomendações da medicina tibetana quanto à qualidade da água é deixá-la exposta ao sol por algum tempo todos os dias. Desse modo, ela adquire um pouco da propriedade ativa calorífera e da energia vital do sol. Agitar um pouco a água antes de bebê-la também pode ser benéfico, pois na água que fica parada muito tempo as três energias corporais aumentam de maneira antinatural. Água fresca acalma a energia *Tripa* (Bile), água quente estimula o calor digestivo e pacifica a energia *Péken* (Fleuma), e água morna pacifica a energia *Lung* (Pneuma).

Leite

A maioria dos tipos de leite tem sabor doce e gorduroso, além de propriedades ativas pesada e fresca. O leite tem efeito benéfico para a pele, reforça os componentes físicos, aumenta a força física e estimula a energia corporal *Péken* (Fleuma). De modo geral, o leite diminui as energias *Lung* (Pneuma) e *Tripa* (Bile). O leite de vaca é considerado benéfico para os pulmões e pode ser útil no tratamento do diabetes. Todos os chamados "canais brancos" (certos canais nervosos que partem do cérebro) são alimentados pela energia corporal *Péken* (Fleuma). Portanto, o leite também pode aumentar a clareza e agilidade mentais.

As tabelas apresentadas mais acima, no item "Quadro geral dos alimentos", descrevem os efeitos dos vários tipos de leite e seus derivados. De modo geral, os produtos lácteos dos países industrializados do Ocidente são pouco recomendáveis, pois a adição de hormônios e antibióticos é muito freqüente em sua fabricação. Alguns médicos tibetanos desaconselham o consumo em excesso de produtos lácteos em geral.

Bebidas alcoólicas

A medicina tibetana distingue as bebidas alcoólicas fabricadas por fermentação e destilação. A maioria das bebidas alcoólicas tem sabor doce, azedo ou amargo. Todos os produtos fermentados têm relação com a energia corporal *Péken* (Fleuma). Por exemplo, a cerveja fabricada com levedura estimula a energia *Péken* (também, entre outros motivos, por causa de seu sabor doce).

Um copo de cerveja não faz mal a uma pessoa com tipo *Lung* de constituição física. Mas, por outro lado, bebidas destiladas como aguardente e conhaque, com sua propriedade ativa quente e tênue e seu efeito ligeiramente laxante, podem ser classificadas como *Tripa* (Bile), pois estimulam muito essa energia corporal. Portanto, uma pessoa com tipo *Péken* de constituição física pode se permitir um copinho de bebida destilada depois da refeição. Bebidas alcoólicas recém-fabricadas têm propriedade ativa mais pesada do que as armazenadas ou envelhecidas por alguns anos.

O vinho pode ser classificado entre os dois extremos da cerveja e da aguardente. Embora estimule ligeiramente a energia corporal *Tripa* (Bile), pode ser recomendado ocasionalmente, depois da refeição, para uma pessoa com tipo *Lung* de constituição física. Uma boa opção seria um vinho tinto mais maduro, feito com uvas da encosta sul das montanhas. Vinhos espumantes como o champagne têm uma proporção maior de dióxido de carbono. Em geral, contêm grande quantidade de substâncias ácidas, por isso pertencem à categoria *Lung* (Pneuma). Licores doces aumentam sobretudo as energias *Péken* (Fleuma) e *Tripa* (Bile). Misturar vários tipos de bebida alcoólica (por exemplo em forma de coquetéis) é muito ruim para a saúde.

É claro que bebida alcoólica em excesso prejudica qualquer pessoa. A descrição das conseqüências do alcoolismo nos textos tibetanos começa com palavras como "desrespeito" e "impudor". Segundo esses textos, o álcool faz a pessoa se comportar como um "elefante louco" e o consumo freqüente de álcool acaba levando ao "estado inconsciente de um cadáver".

Chá

A maioria dos tipos de chá verde e preto tem sabor amargo, com propriedades ativas áspera e leve. Em geral, eles estimulam a energia corporal *Lung* (Pneuma). As folhas de chá verde podem ser usadas como aditivo em banhos de ervas para pessoas com problemas reumáticos. Pessoas com tipo *Lung* de constituição física devem evitar o chá preto ou tomá-lo com leite.

O chá verde não-fermentado também estimula bastante a energia *Lung*, mas menos do que o chá preto, pois suas características secundárias são menos ásperas e duras. De modo geral, o chá verde tem efeito tonificante para o organismo. É uma excelente bebida matinal para pessoas com tipo *Péken* de constituição física.

Chás de ervas e café

Todos os chás de ervas são extratos diluídos de uma planta medicinal. Por isso, seu efeito é idêntico ao da planta original. Por causa de seu sabor amargo, o café estimula, sobretudo, as energias corporais *Tripa* (Bile) e *Lung* (Pneuma). O café tem a grande desvantagem de deslocar doenças no organismo (afastá-las para fora de sua localização original). A medicina tibetana se esforça para combater as doenças em seu local de origem, por isso o café pode ser um obstáculo sério às medidas terapêuticas.

Sucos de frutas

Os sucos de frutas devem ser classificados de acordo com as substâncias que contêm. Para isso, consulte o item "Frutas" no "Quadro geral dos alimentos" na p. 150.

A maioria dos sucos de frutas tem sabor doce, com propriedades ativas pesada e fresca. Portanto, equivalem a uma combinação das energias corporais *Péken* (Fleuma) e *Lung* (Pneuma). Por causa de seu alto teor de acidez, as frutas cítricas estimulam sobretudo as energias *Lung* (Pneuma) e *Tripa* (Bile). De modo geral, devem-se preferir sucos de frutas de origem orgânica (cultivadas sem agrotóxicos).

Quando for escolher seu suco de frutas, tente se basear nas estações do ano. O final do verão, quando as maçãs ficam maduras, é a época ideal para tomar suco de maçã ou acompanhar os pratos quentes com molho de maçã. O suco de frutas cítricas é geralmente frio e áspero demais para o inverno. Não se deixe influenciar pela propaganda de vitaminas na televisão. É melhor levar em conta a composição dos elementos em cada alimento, em sintonia com o tipo pessoal de constituição física.

Alimento	Sabor	Propriedades ativas	Comentários
Informações gerais e dicas de preparação:			
Mingau de arroz (consistência rala)	Doce	Leve	Tem efeito benéfico para a digestão; elimina excesso de *Lung*; aquece o organismo; elimina resíduos depois de tratamento de desintoxicação; torna os canais mais flexíveis (por exemplo o intestino)
Mingau de arroz (consistência média)	Doce	Um pouco mais pesado	Estimula o calor digestivo; aquece o organismo; útil contra sensação de fraqueza e cansaço; sacia a fome e a sede; tem efeito benéfico contra constipações leves
Mingau de arroz (consistência sólida)	Doce	Pesado	Estimula o apetite; tem efeito benéfico contra diarréia; útil contra estados de fraqueza

Adicionar gengibre ou pimenta ao arroz *durante o cozimento* reduz ligeiramente sua característica pesada. O arroz cozido em caldo de carne de consistência sólida tem efeito fortificante e propriedade ativa pesada. *Arroz torrado* é recomendável contra diarréia e fratura óssea.

Segundo antigos textos médicos, o Buddha Shakyamuni (cujo nome significa “Sábio dos Shakyas”) teria afirmado que o arroz-doce sacia a fome e a sede, elimina os ventos, limpa a bexiga e facilita a digestão (ver R. Birnbaum: *The Healing Buddha* em “Bibliografia Selecionada” na p. 263).

Outras maneiras de preparar:

Mingau de cevada	Doce	Pesado	Reduz o calor digestivo; pode causar constipação
Mingau de cereal torrado	Doce	Leve, suave	É de fácil digestão; tem efeito fortificante
Farinha (de qualquer cereal) torrada	Doce	Pesado	É considerada um fortificante em geral
Bolinhos de farinha torrada	Doce	Leve, suave	Um tônico; é de fácil digestão
Caldo de carne	Doce	Leve, morno	Útil contra estados de fraqueza, emagrecimento e excesso de energia *Lung*; tem efeito fortificante
Caldo de vegetais	Doce	Leve, morno	Tende a equilibrar o organismo como um todo, mas é também um fortificante
Sopa de ervilhas	Doce	Fresco, leve, absorvente	Estimula as energias *Péken* e *Lung*; aumenta o apetite; tem efeito purificador
Sopa de macarrão	Doce	Leve, morno	Alivia eventual excesso de *Lung*
Manteiga de alho	Picante, doce	Oleoso, pesado, quente	Útil contra excesso de energia *Lung*; tem efeito muito purificador

Combinação imprópria de alimentos

Os ensinamentos nutricionais da medicina tibetana consideram a combinação imprópria de alimentos um "veneno". Afinal, a absorção desses venenos exige grande esforço do organismo como um todo e especialmente do calor digestivo. Muitas vezes, isso acaba causando uma grande variedade de doenças e desequilíbrios das energias corporais. Os seguintes alimentos são considerados incompatíveis:

- Peixe com leite
- Leite com frutas
- Peixe com ovos
- Legumes cozidos com iogurte e/ou açúcar
- Bebidas alcoólicas com iogurte muito fresco
- Cogumelos fritos em óleo de mostarda
- Frango com iogurte
- Frango com uma mistura de mel e óleo (ou manteiga, banha etc. em proporções iguais)
- Carne com produtos lácteos (brancos)
- Carne com bebidas alcoólicas ácidas
- Carne com farinha torrada (de qualquer cereal)
- Leite com alimentos ácidos em geral

De modo geral, o consumo na mesma refeição de duas substâncias animais diferentes não é recomendável. A mesma coisa vale para alimentos ácidos com produtos que contêm amido.

As teorias ocidentais de nutrição também recomendam separar, sempre que possível, alimentos ácidos dos produtos que contêm amido. É claro que a energia digestiva do organismo tem mais facilidade para lidar com uma única substância, ou com um grupo de substâncias semelhantes, do que com uma refeição com vários tipos de sabores.

Quando o alimento tem um sabor que pode ser identificado claramente e com facilidade, sua informação energética também é mais clara e nítida. Nesse caso, a separação e absorção das substâncias consome menos energia. Além disso, elas atingem mais facilmente o local onde alcançam sua eficácia máxima.

As várias substâncias de uma refeição são as várias formas de informação com as quais o corpo humano tem de lidar. Portanto, uma dieta simples preserva o organismo de um excesso constante ou uma confusão de informações. O calor digestivo pode ser poupado com uma combinação mais simples de ingredientes ou com a chamada "dieta única", com propriedades ativas morna e leve (por exemplo, fazer uma única refeição por dia ou tomar sopa de vegetais o dia inteiro).

O jejum absoluto, sem nenhum consumo de alimentos, tem efeito muito perturbador para a energia corporal *Lung* (Pneuma). Antes de jejuar por um longo período, consulte um médico experiente.

É claro que alimentos com propriedades ativas muito frias e muito quentes dificilmente combinam. Se você sentir azia, calafrios, sensação de ânsia, desconforto ou peso no estômago depois das refeições, é bem provável que os alimentos que você ingeriu não combinem entre si ou não correspondam a seu tipo básico de constituição física. Por outro lado, esses sintomas (e outros semelhantes) também podem indicar a existência de um desequilíbrio momentâneo das energias corporais.

Em matéria de estilo de vida, a simplicidade, a moderação e o equilíbrio são leis naturais. As pessoas que seguem esses princípios naturais passam a se sentir melhor, até a curto prazo. Com o tempo, esse estilo de vida se torna um fator decisivo para a saúde e o equilíbrio do corpo e da mente.

Seção IV

O DIAGNÓSTICO NA MEDICINA TIBETANA

INFORMAÇÕES GERAIS

Os métodos de diagnose da medicina tibetana têm um espectro amplo de possibilidades. Mesmo sem a ajuda de muitos equipamentos técnicos, o médico tibetano consegue traçar um quadro exato das condições do paciente fazendo perguntas sobre seus sintomas, seus hábitos alimentares e seus padrões de comportamento. Uma observação cuidadosa do corpo do paciente — principalmente o rosto, a língua e a urina — e o chamado "diagnóstico do pulso" são outras técnicas importantes de diagnose.

O budismo parte do princípio de que existe uma interação fundamental entre as estruturas físicas, emocionais e mentais dos seres humanos. Portanto, a medicina tibetana também leva em conta os fatores psicológicos.

Por exemplo, os textos clássicos discutem o simbolismo dos sonhos. Analisando os sonhos do paciente, o médico pode avaliar com mais clareza sua condição física e o prognóstico de sua doença. A medicina tibetana também dá importância a outras formas de simbolismo, como a interpretação de sinais que prenunciam uma doença. O comportamento do médico diante do paciente também aumenta suas possibilidades de diagnose e prognóstico.

Causa espanto o fato de que um médico tibetano experiente precisa de poucos instrumentos técnicos para exercer sua profissão. A medicina tibetana é um sistema eficaz e radicalmente econômico – só esse motivo já deveria bastar para que os países ricos e industrializados dediquem mais recursos para preservar e pesquisar essa ciência médica tão antiga e venerável.

Diagnóstico por questionamento (entrevista)

O diagnóstico por questionamento (entrevista médica) é parte importante da anamnese tibetana. O médico tibetano faz perguntas sobre as circunstâncias de vida, os padrões de comportamento e os hábitos alimentares do paciente. Depois de algumas outras perguntas, o médico geralmente tem condições de explicar em detalhes os sintomas do paciente, para seu grande espanto.

Não vamos apresentar aqui as perguntas mais comuns, pois foram incluídas nos capítulos correspondentes. Muitas das respostas também estão presentes na lista abreviada para identificar o tipo básico de constituição física com base nas três energias corporais (ver "Teste rápido para identificar o tipo básico de constituição física" nas pp. 258ss.)

Informações básicas sobre os diagnósticos do pulso, da urina e da língua, sobre os hábitos alimentares e padrões de comportamento:

Se você encontrar as características descritas abaixo ao examinar seu pulso, urina ou língua, é porque existe um desequilíbrio de uma das energias corporais — geralmente em forma de excesso. Esse desequilíbrio pode então ser corrigido ou aliviado com as regras apropriadas de dieta e comportamento.

Diagnóstico do pulso

A medicina tibetana considera o pulso um mensageiro que transmite informações do interior do organismo para o mundo exterior. O diagnóstico pela tomada do pulso (palpação) é uma das formas mais reveladoras de diagnose. Mas ela só é usada como complemento — apesar de sua grande utilidade — dos outros procedimentos diagnósticos.

A técnica tibetana de tomada do pulso é diferente das praticadas pela medicina chinesa e ayurvédica. As principais diferenças consistem na posição dos dedos ao tomar o pulso, mas também no próprio diagnóstico. Com esse tipo de diagnose, um médico tibetano experiente pode obter "informações" exatas sobre as condições de saúde do paciente. São informações que não deixam nada a desejar comparadas às "medições objetivas" dos exames científicos.

A tomada do pulso serve principalmente para avaliar o bom ou mau funcionamento dos órgãos respectivos e/ou seus equivalentes energéticos. Fatores emocionais, distúrbios mentais causados pelas chamadas "forças invisíveis", a energia vital elementar ("pulso dos fundamentos da vida", isto é, o pulso *La* da artéria ulnar do antebraço) e muitas outras informações podem ser obtidas com técnicas especiais de tomada do pulso. Os médicos tibetanos também podem usar os três "pulsos da morte", o "pulso do demônio", o "pulso da iluminação", o "pulso familiar" e outras técnicas de tomada do pulso descritas em detalhes nos textos clássicos, geralmente chamadas de "***os sete pulsos extraordinários***".

Provavelmente, nem todos os médicos tibetanos dominam totalmente as técnicas de apalpação do pulso explicadas neste livro. Por isso, elas tendem a ser usadas raramente na prática médica. Um diagnóstico do pulso feito com perícia por um médico tibetano experiente exige um talento quase de clarividência. Talvez essa habilidade só seja possível numa vida dedicada unicamente ao objetivo da compaixão por todos os seres sencientes e da busca de um estado transparente de iluminação.

Conheci pessoalmente um paciente que, pelo diagnóstico da medicina tradicional, só tinha mais seis meses de vida. Felizmente, ele consultou um médico-terapeuta tibetano bastante conhecido. Depois do diagnóstico do pulso, o médico perguntou ao paciente sobre uma visita ao Tibete e uma pedra preciosa que o paciente trouxera como "lembrança". Mas ele não havia mencionado o fato durante a entrevista! Entre outras coisas, o tratamento indicado consistia em levar a pedra de volta para seu local de origem. Aparentemente, "forças invisíveis" tinham relação direta com a doença daquela pessoa. Pelo ritual de devolução da pedra, juntamente com a recitação de preces etc., foi possível pacificar as "forças invisíveis". Esse paciente ainda está vivo e goza de boa saúde.

Com o chamado "***pulso familiar***" (às vezes se usa a expressão "pulso representativo"), um médico tibetano experiente também pode fazer um prognóstico sobre a doença de um paciente que não está presente naquele momento, apalpando o pulso de um parente. Mas o parente no qual se faz a tomada do pulso deve ter boas condições de saúde. Também existem técnicas de apalpação do pulso que servem exclusivamente para a divinação.

Como já mencionamos acima, esses exemplos são pouco freqüentes e não representam as técnicas mais comuns de consulta médica de acordo com a prática tibetana. Servem apenas para mostrar um leque de possibilidades que podem ser muito maiores do que o diagnóstico de laboratórios tradicionais, baseado na análise de aparelhos. Outra vantagem do diagnóstico do pulso é que "está sempre à mão", pois pode ser feito a qualquer momento, com resultados imediatos. Mas é claro que o conhecimento exato de noções teóricas e uma grande dose de experiência médica são necessários para esse tipo de diagnóstico.

Esta introdução à medicina tibetana pretende, sobretudo, explicar as características dos três tipos básicos de "pulso constitucional" e as possibilidades de avaliar pela tomada do pulso as três energias corporais *Lung* (Pneuma), *Tripa* (Bile) e *Péken* (Fleuma). Aperfeiçoando sua própria percepção sensorial e depois de algum tempo de prática, qualquer pessoa tem condições — teoricamente — de reconhecer esses pulsos, definir seu tipo básico de constituição física e/ou detectar o excesso de uma determinada energia corporal. Mas as técnicas mais sofisticadas de diagnóstico do pulso só podem ser ensinadas por um médico tibetano experiente.

Técnicas de tomada do pulso

O ***horário ideal para exame do pulso*** é o momento em que as energias frias da noite e as energias quentes do dia estão em relação de equilíbrio — ou seja, um pouco antes do nascer do sol. Entretanto, na noite anterior ao exame, o paciente não deve ir para a cama cedo demais ou tarde demais, não deve praticar sexo, não deve beber álcool nem ingerir alimentos de difícil digestão. Se possível, deve se apresentar ao exame em jejum. As mesmas regras também valem para o médico. Além disso, o paciente não deve se sentir tenso ou preocupado por causa do exame.

Essa é uma situação ideal de tomada do pulso descrita nos textos tradicionais. É claro que o diagnóstico também é possível em qualquer outro horário do dia. Mas, nesse caso, o médico tem de levar em conta a energia predominante naquele horário. Nas técnicas mais sofisticadas de diagnóstico do pulso, as energias da estação do ano também são levadas em conta.

Pode-se apalpar o pulso em várias ***regiões do corpo***. Entretanto, geralmente, a tomada é feita na artéria radial (*Arteria radialis*) do antebraço. É uma artéria que corre lateralmente pelo antebraço, no mesmo lado do dedo polegar. Ela tem a vantagem de oferecer uma distância ideal entre o local de observação e os órgãos que se quer observar. Para entender melhor esse conceito, imagine um rio muito agitado e barulhento. Quando duas pessoas estão muito próximas do rio, não conseguem conversar normalmente, pois o barulho da água abafa suas palavras. Seria a mesma coisa tomar o pulso no pescoço ou no coração. Nesse caso, os órgãos estariam próximos demais e fariam muito "barulho". O outro extremo ocorre quando se escolhe uma artéria muito longe dos órgãos (por exemplo, a cavidade do joelho, a parte posterior do tornozelo etc.). O efeito seria o mesmo de duas pessoas tentando conversar nas margens opostas de um rio. A única exceção a essa regra é a tomada do pulso em crianças de menos de dois anos de idade. Nesse caso, o pulso é apalpado na veia da orelha (artéria auricular posterior).

No diagnóstico do pulso, médico e paciente devem se sentar um diante do outro, na mesma altura (isto é, à mesma distância do chão). Quando o paciente é mulher, o médico tibetano primeiro apalpa o pulso do braço direito com sua mão esquerda, e depois o pulso do braço esquerdo com sua mão direita. Quando o paciente é homem, o médico faz o contrário. Nos textos tântricos, o lado esquerdo do corpo humano corresponde ao princípio feminino e ao aspecto da sabedoria, enquanto o lado direito tem relação com a "objetividade" e o aspecto metódico. Ao estabelecer contato usando lados opostos do corpo, o médico cria um campo favorável para a cura do paciente.

Para apalpar o pulso, usam-se os dedos indicador, médio e anular. O local onde esses dedos são colocados pode ser encontrado calculando a largura de um dedo (de preferência o polegar) entre o pequeno osso diante do polegar (*Processus styloidens radii* = processo estilóide do rádio) e o primeiro dedo (o dedo indicador) usado para a tomada do pulso.

O espaço entre os dedos indicador e médio e entre os dedos médio e anular deve ser o de "um grão de arroz". Ou seja, os dedos usados para a tomada do pulso não devem estar juntos, mas devem tocar-se ligeiramente. São colocados sobre o antebraço em posição achatada. A pressão usada varia conforme o dedo. O indicador fica na superfície, ou seja, apalpa o pulso no nível da pele. O dedo médio deve ser pressionado um pouco mais em direção à musculatura e o anular é pressionado com força, quase até o osso. Portanto, existem *três níveis diferentes* de tomada do pulso.

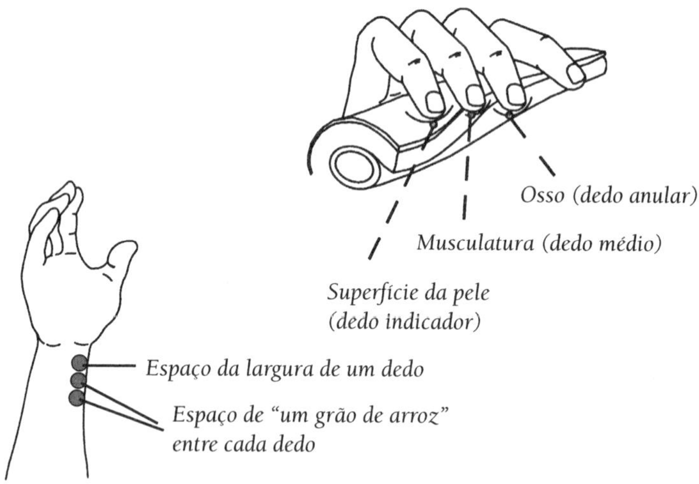

Pulso constitucional

O fator fundamental é o pulso que predomina em cada indivíduo. Esse pulso, que vale para uma pessoa em boas condições de saúde, é o chamado ***pulso constitucional*** (ou "pulso de base"). Para o médico, é muito importante determinar o pulso constitucional, que pode ser confundido com doenças frias (no caso do "pulso do Bodhisattva" ou "pulso da mente do Despertar") ou com doenças quentes (no caso de um pulso masculino ou feminino). Para determinar seu próprio pulso constitucional, escolha um período de boas condições de saúde. No entanto, mesmo sem determinar esse pulso básico, é perfeitamente possível detectar desequilíbrios das energias corporais *Lung* (Pneuma), *Tripa* (Bile) e *Péken* (Fleuma). Seja como for, não se deixe confundir logo de início pelos vários tipos de pulso. O método mais simples é memorizar primeiro as características básicas de *Lung* (Pneuma), *Tripa* (Bile) e *Péken* (Fleuma). Depois, você pode aprender também os três tipos de pulso constitucional (ou pulsos de base).

- ***Pulso constitucional masculino***: tem relação com a energia corporal *Lung* (Pneuma). É descrito como agitado, áspero, sólido ou cheio. Mulheres com pulso constitucional masculino parecem ter tendência a conceber meninos.
- ***Pulso constitucional feminino***: tem relação com a energia corporal *Tripa* (Bile). É descrito como tênue, leve ou rápido. Homens com pulso constitucional feminino parecem ter tendência a gerar meninas.
- ***Pulso constitucional neutro*** (também chamado "pulso do Bodhisattva" ou "pulso da mente do Despertar", mas sem conotação espiritual): tem relação com a energia corporal *Péken* (Fleuma). É descrito como regular, suave e contínuo. Pessoas com esse tipo de pulso parecem menos sujeitas às doenças e vivem até idade avançada.

Segundo o *Tantra de Conclusão*, a união entre duas pessoas de pulso constitucional masculino leva principalmente à concepção de meninos, enquanto o casamento entre duas pessoas de pulso constitucional feminino leva sobretudo à concepção de meninas.

Quando o homem tem pulso constitucional neutro e a mulher tem pulso constitucional masculino, o resultado é a concepção de um menino. Quando a mulher tem pulso neutro e o homem tem pulso constitucional feminino, o resultado é a concepção de uma menina.

Esse modo de diagnóstico exige muito senso de observação, por isso também é difícil de realizar. Deve ser praticado unicamente por um médico tibetano experiente. O mais importante é a distinção fundamental dos três tipos de pulso constitucional: masculino, feminino e neutro. Com alguma prática e paciência, você também pode aprender a determinar esse pulso por conta própria.

Pulso das energias corporais *Lung* (Pneuma), *Tripa* (Bile) e *Péken* (Fleuma)

Com alguma habilidade, qualquer pessoa pode aprender em pouco tempo a reconhecer as características fundamentais de seu pulso constitucional ou um excesso da energia respectiva. A partir daí, essas informações podem ser usadas juntamente com as outras possibilidades de diagnóstico.

Lung (Pneuma)

Uma pessoa com tipo *Lung* de constituição física e/ou com excesso de energia *Lung* tem pulso com as seguintes características básicas:

- flutuante ou instável
- vazio
- com tendência a parar
- oscilante

O pulso *Lung* costuma ser encontrado na superfície, pois tem menos substância, ou seja, não é muito forte. A característica ***flutuante*** ou ***instável*** pode ser comparada a um tronco de madeira flutuando na água. O tronco é levado o tempo todo de um lado para o outro. Do mesmo modo, o pulso *Lung* se desloca e pode ser sentido em lugares diferentes. Outro exemplo seria imaginar uma lancha a motor que muda de direção de repente. É uma qualidade imprevisível ou temperamental. Entretanto, é preciso lembrar que essa mudança de local sempre ocorre no mesmo nível (ou seja, no nível da superfície).

A característica ***vazio*** significa que esse pulso não parece muito forte, mas também que a artéria parece "vazia" quando tentamos encontrar o pulso pela pressão dos dedos. Nesse caso, costuma-se dizer que a artéria está "vazia de pulso". Diminuindo ligeiramente a pressão dos dedos, o pulso volta a ser sentido logo depois. É como uma bola que flutua na água. Quando a fazemos afundar, ela desaparece na água, pois está "vazia" e praticamente não tem peso. Mas, quando soltamos a bola, ela volta imediatamente à superfície.

A característica ***com tendência a parar*** se refere à energia desse pulso, que parece inibida ou tolhida. Além disso, é um pulso arrítmico, ou seja, de ritmo variável. Às vezes, sente-se a falta de uma pulsação, ou uma pulsação a mais pode ocorrer entre as batidas. Esse fenômeno é chamado de *extra-sístole* (contração cardíaca prematura, não relacionada com o ritmo normal do coração, de origem ectópica e seguida, geralmente, de uma pausa mais longa do que a normal). A freqüência dessa batida a mais ou a menos pode variar grandemente — numa pessoa, pode ocorrer a cada três pulsações, mas em outra pode ocorrer a cada trinta pulsações.

Outro significado da expressão "com tendência a parar" refere-se ao fato de que o pulso não desaparece completamente, mas é sentido em outro lugar da ponta dos dedos — ou seja, ele se desloca. Esse fenômeno tem relação com a qualidade da pulsação: cada batida é sentida em outro lugar da ponta dos dedos, de modo que duas batidas subseqüentes nunca são sentidas exatamente no mesmo lugar.

A característica ***oscilante*** tem relação com o movimento de um pêndulo, ou seja, o pulso é sentido primeiro num dos lados e depois no outro lado do mesmo dedo. Ele "balança para lá e para cá", mas o pêndulo está em posição invertida, pois aponta para cima, como um metrônomo. Muitas vezes, essa característica do pulso também é associada à expressão "com tendência a parar".

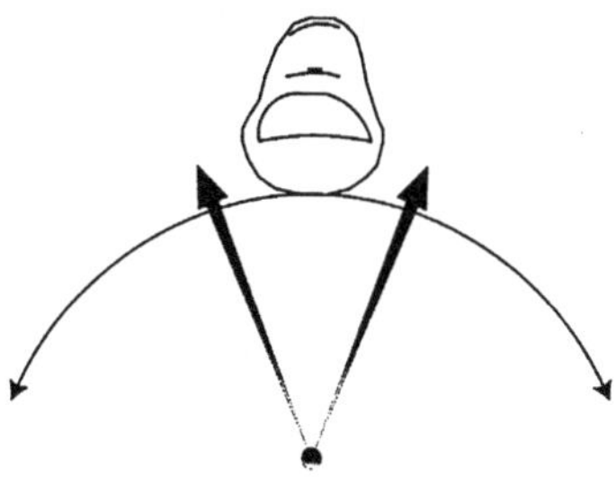

Tripa (Bile)

Uma pessoa com predomínio da energia corporal *Tripa* (Bile) e/ou excesso de energia *Tripa* tem pulso com as seguintes características básicas:

- saliente
- contraído ou tenso
- encrespado
- leve (tênue)
- rápido

A primeira característica que deve ser procurada pelo médico é a qualidade básica do pulso *Tripa* — ou seja, a ***velocidade***. É uma característica relativamente fácil de sentir. Só se precisa de um padrão que ajude a definir a "rapidez" do pulso. Esse padrão é a freqüência da inspiração e expiração de um médico(!). Conte a quantidade de pulsações do paciente desde o início da inspiração até o final da expiração.

Em condições normais, o médico deve sentir exatamente cinco pulsações em cada ciclo respiratório. Nesse caso, a doença do paciente não é quente nem fria. Mas o médico pode descobrir uma qualidade diferente do pulso, indicando excesso de alguma energia corporal.

Quando há mais de cinco pulsações, a doença é quente, o que significa excesso de sangue ou excesso de energia corporal *Tripa* (Bile). Doenças quentes também podem ser causadas por uma combinação de *Tripa* ou sangue juntamente com *Lung*. Quanto maior é o número de pulsações, maior é o excesso. Seis ou no máximo sete pulsações ainda são uma freqüência aceitável. Contar o número de pulsações também é útil para determinar a gravidade da doença. O mesmo vale para uma quantidade baixa de pulsações. Quanto menos pulsações forem sentidas, mais fria é a doença. De modo geral, doenças frias têm relação com as energias corporais *Lung* ou *Péken*, ou com uma combinação das duas. A cronicidade (persistência) de uma doença também pode ser determinada do mesmo modo.

A classificação mais simples das doenças se baseia nas categorias "quente" e "fria". No diagnóstico do pulso, essa distinção pode ser feita pelo método descrito acima. As únicas condições que implicam obrigatoriamente uma característica quente ou fria são doenças do fluido linfático e doenças causadas por microrganismos (vírus, bactérias, vermes etc.). A quantidade e o ritmo das pulsações é um bom ponto de partida, e além disso permite "testar" o pulso nos primeiros um ou dois minutos.

"Não é necessário procurar um pulso *Tripa* — ele se mostra imediatamente e sem dificuldade". Essa citação do dr. Barry Clark diz quase tudo sobre o pulso *Tripa*. Ele vibra de dentro da artéria com muita força, por isso é considerado ***saliente***. Isso pode se intensificar até chegar a um forte latejamento contra a parede da artéria.

Também se pode imaginar a corda perfeitamente *esticada* de um instrumento. Quanto mais você tenta pressionar a corda, ou seja, pressionar a artéria para baixo, maior a resistência da corda — a resistência contra os dedos a partir do interior do pulso. Em termos matemáticos, talvez se possa dizer que a resistência cresce em proporção direta à pressão dos dedos. Mas a corda também é um pouco flexível e, até certo ponto, cede à pressão. Pelo efeito da pressão, esse pulso "escapa" ou "desliza" pelos lados do dedo que apalpa.

As características secundárias desse pulso, relacionadas com a energia corporal *Tripa* (Bile), são ***encrespado***, ***retorcido*** (para dentro de si mesmo) e ***anguloso***.

Péken (Fleuma)

O pulso de uma pessoa com tipo *Péken* de constituição física e/ou com excesso de energia *Péken* pode ser reconhecido pelas seguintes características:

- profundo e indistinto
- fraco
- arrastado (pesado)

A característica "***profundo***" tem relação com o nível do pulso, pois ele fica afundado na artéria. Na superfície da artéria, ele só pode ser percebido indistintamente, ou talvez nem seja sentido. Portanto, esse pulso é quase exatamente o contrário de "saliente". Geralmente, é preciso fazer pressão para encontrar o pulso. Muitas vezes, mesmo no fundo da artéria, esse pulso só pode ser sentido de maneira indistinta.

A segunda característica, que revela excesso de energia *Péken* (Fleuma), é ***fraco***. Essa palavra pode ter um sentido literal ou pode ser interpretada como vulnerável.

Imagine um elefante enorme e meio desajeitado que se arrasta ao caminhar, esbarrando em todas as coisas. É isso o que significam as características ***arrastado*** ou ***pesado***. Esse pulso tem algo de compacto e espesso — como uma sopa que cozinhou por muito tempo. Para descrever esse pulso também se usam verbos como "remanchar" e "revolver-se".

Resumo:

Lung **(Pneuma)**	***Tripa*** **(Bile)**	***Péken*** **(Fleuma)**
Flutuante	Saliente	Profundo
(Instável)	Contraído (Tenso)	Fraco
Vazio	Encrespado	Arrastado
Com tendência a parar	Leve (Tênue)	
Oscilante	Rápido	

O PULSO DOS ÓRGÃOS

Pelo exame de pulso, o médico tibetano pode fazer um diagnóstico específico dos vários órgãos e/ou seus equivalentes energéticos. Para isso, cada um dos três dedos colocados sobre o antebraço em posição achatada é dividido em duas metades (esquerda e direita). Isso dá um total de doze áreas de toque (incluindo os dois braços do paciente).

As metades "superiores" dos dedos, mais próximas do polegar do médico, são usadas para o diagnóstico dos órgãos cheios ou órgãos vitais (coração, fígado, pulmão, baço, rins direito e esquerdo). As metades "inferiores" dos dedos são usadas para o diagnóstico dos órgãos ocos (intestino grosso, vesícula biliar, intestino delgado, bexiga e receptáculo da vida, isto é, testículos e ovários).

Já se discutiu bastante sobre o chamado "receptáculo da vida". Alguns especialistas afirmam que a expressão significa a vesícula seminal ou os fluidos reprodutores (sêmen e óvulo). Outros acreditam que a expressão não tem equivalente físico e corresponde aproximadamente a um aspecto do sistema hormonal.

O receptáculo da vida também pode designar aquilo que a medicina chinesa chama de "triplo aquecedor", pois este último também tem seu equivalente no sistema hormonal. Para aumentar a confusão, existem duas tradições diferentes nos ensinamentos da medicina tibetana. Uma delas afirma que os fluidos reprodutores são a substância mais pura e refinada do corpo humano, a outra tradição considera esses fluidos "resíduos" de uma energia conexa ainda mais pura e refinada. Não se sabe se essa energia sutil é um hormônio, por exemplo, ou um tipo de energia imaterial.

Os órgãos cheios devem receber mais atenção durante o exame do pulso, pois têm relação direta com as características sazonais. Mas, pelo mesmo motivo, eles também podem ser confundidos com essas características (ver pp. 181ss.)

Além disso, os órgãos da mulher e do homem trocam de lugar nos lados esquerdo e direito do dedo indicador do médico (isto é, os órgãos são diagnosticados em lados diferentes do dedo conforme o sexo do paciente — ver ilustração abaixo). Isso se explica por causa do predomínio diferente dos canais em cada um dos sexos. Até no Ocidente, geralmente se fala num lado "feminino" e num lado "masculino" do corpo humano. Mas geralmente essa diferença é explicada com base nas funções diferentes dos dois hemisférios cerebrais.

Os seguintes órgãos são apalpados no lado interno do braço esquerdo:

- Com o dedo indicador do médico: pulmões e intestino grosso numa paciente, coração e intestino delgado num paciente
- Com o dedo médio do médico: baço e estômago
- Com o dedo anular do médico: rim esquerdo e receptáculo da vida

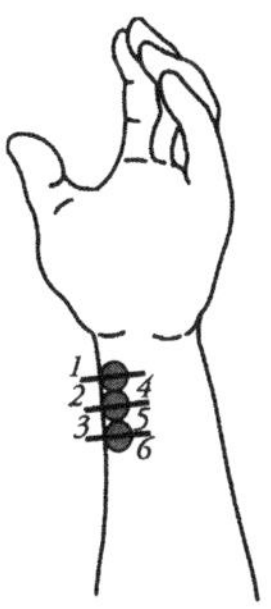

Artéria radial esquerda

Apalpação na metade "superior" dos dedos, ou seja, a metade mais próxima do polegar do médico:

1 Pulmões (numa paciente)
1 Coração (num paciente)
2 Baço
3 Rim esquerdo

Apalpação na metade "inferior" dos dedos, ou seja, a metade mais próxima do dedo mínimo do médico:

4 Intestino grosso (numa paciente)
4 Intestino delgado (num paciente)
5 Estômago
6 Fluidos reprodutores (receptáculo da vida)

Os seguintes órgãos são apalpados no lado interno do braço direito:

- Com o dedo indicador do médico: coração e intestino delgado numa paciente, pulmões e intestino grosso num homem
- Com o dedo médio do médico: fígado e vesícula biliar
- Com o dedo anular do médico: rim direito e bexiga

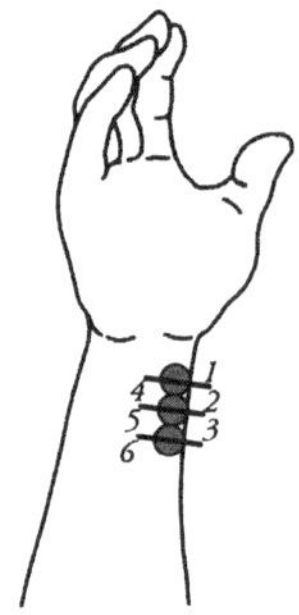

Artéria radial direita

Apalpação na metade "superior" dos dedos, ou seja, a metade mais próxima do polegar do médico:

1 Coração (numa paciente)
1 Pulmões (num paciente)
2 Fígado
3 Rim direito

Apalpação na metade "inferior" dos dedos, ou seja, a metade mais próxima do dedo mínimo do médico:

4 Intestino delgado (numa paciente)
4 Intestino grosso (num paciente)
5 Vesícula biliar
6 Bexiga

Cada um dos órgãos cheios têm outras características de pulso além das listadas acima. Todas elas são explicadas detalhadamente no *Tantra de Conclusão*. Esta matéria não será discutida aqui, pois as características adicionais são um modo sutil de diagnóstico do pulso cujo aprendizado leva no mínimo de um a dois anos.

O maior problema para avaliar o pulso dos órgãos é a inexistência de um padrão exato que sirva como referência para a medição. Por isso, o médico tibetano tem de se basear em sua própria experiência.

Geralmente, uma pessoa precisa de vários meses de prática para reconhecer com segurança as características do pulso e as distinções entre os órgãos internos. O excesso de informações pode levar à confusão, em vez de aumentar os conhecimentos sobre o diagnóstico do pulso.

CLASSIFICAÇÃO DE CADA ÓRGÃO COM BASE NOS CINCO ELEMENTOS

Cada um dos órgãos internos tem relação estreita com os seguintes elementos:

Elemento	Órgão
• Madeira (= ar)	Fígado e vesícula biliar
• Fogo	Coração e intestino delgado
• Terra	Baço e estômago
• Metal (= ferro)	Pulmões e intestino grosso
• Água	Rins e bexiga

Portanto, existe também uma relação entre os elementos e os dedos do médico, usados para diagnosticar os órgãos internos durante a tomada do pulso.

Dedo do médico (mão esquerda)	**Elemento**	**Dedo do médico (mão direita)**	**Elemento**
1 Dedo indicador	Ferro	4 Dedo indicador	Fogo
2 Dedo médio	Madeira	5 Dedo médio	Terra
3 Dedo anular	Água	6 Dedo anular	Água

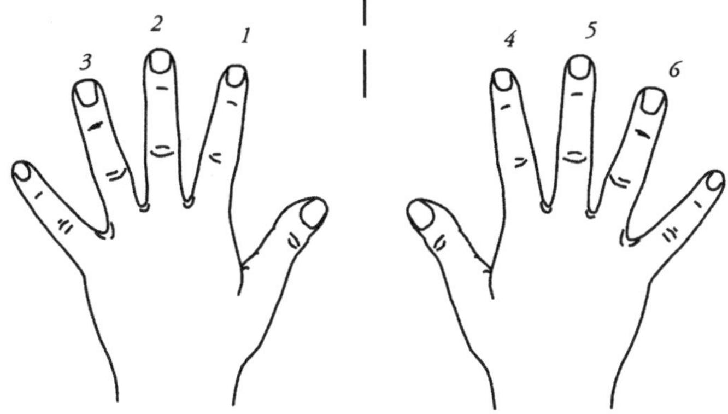

Já explicamos que cada estação do ano tem um elemento predominante. Portanto, os órgãos correspondentes também são influenciados pela mudança das estações (ver o capítulo "Mudanças sazonais" nas pp. 85ss. para mais informações sobre as estações do ano como causas diretas). No diagnóstico do pulso, isso se traduz basicamente numa intensidade maior dos pulsos dos órgãos respectivos. Se o pulso de um determinado órgão interno for mais forte ou mais fraco conforme a estação do ano, trata-se de um sinal positivo. Mas as características sazonais também podem influenciar a apalpação em todos os dedos.

O ano tibetano tem várias divisões. Na tabela abaixo, o início da primavera no Ocidente corresponde ao auge da primavera tibetana, e o início do outono no Ocidente corresponde ao auge do outono tibetano. O mesmo se passa com as outras estações do ano. A tabela abaixo pode ser facilmente adaptada para corresponder ao ano ocidental. Cada estação dura 72 dias. Entre cada uma há um período de transição de 18 dias, no qual predominam o pulso do baço e o elemento terra.

Correspondência entre as estações do ano ocidental e os elementos

Primavera:	Madeira é o elemento predominante O pulso do fígado é mais perceptível (nítido e tenso)
Verão:	Fogo é o elemento predominante O pulso do coração é mais perceptível (cheio e mais lento)
Outono:	Metal (ferro) é o elemento predominante O pulso dos pulmões é mais perceptível (curto e áspero)
Inverno:	Água é o elemento predominante O pulso dos rins é mais perceptível (lento e suave)
Períodos de transição:	Terra é o elemento predominante O pulso do baço é mais perceptível (curto e suave)

Essa divisão do ano (com os períodos de transição) é semelhante à do ano ocidental. Mas é preciso mencionar aqui outros dois sistemas tibetanos de divisão do ano:

1. Divisão das estações do ano integrando os períodos de transição numa estação extra de "veranico".
2. Divisão em seis períodos climáticos que duram dois meses cada um:

Primavera (março/abril = 1º e 2º mês)
Final da primavera, início do verão (maio/junho = 3º e 4º mês)
Verão, ou estação das chuvas (julho/agosto = 5º e 6º mês)
Outono (setembro/outubro = 7º e 8º mês)
Início do inverno (novembro/dezembro = 9º e 10º mês)
Final do inverno (janeiro/fevereiro = 11º e 12º mês)

(*Nota:* A indicação dos meses se baseia nas estações do ano no hemisfério norte.)

As influências recíprocas dos elementos

A influência recíproca dos elementos é determinada pelas seguintes regras:

1. O ciclo mãe-filho
2. O ciclo amigo-inimigo

O ciclo mãe-filho

A expressão "ciclo mãe-filho" ou "ciclo materno" designa as características geradoras de um elemento com relação a outro colocado mais "abaixo", numa série vertical.

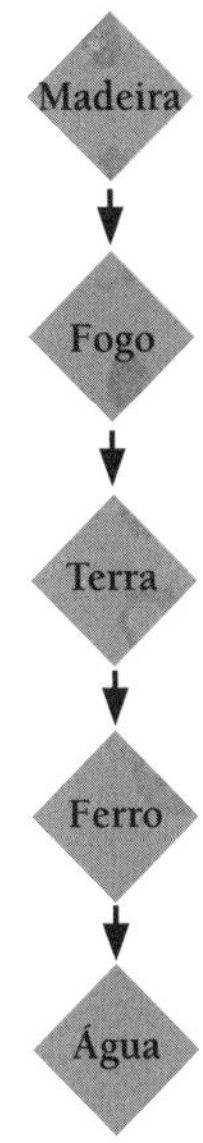

A madeira (ar) gera o fogo — o fogo gera a terra — a terra gera o ferro (metal) — o ferro (metal) gera a água — a água gera a madeira (ar).

O "ciclo filho-mãe" também está implícito nessa tabela, partindo da base até o topo: a água é gerada pelo ferro (metal) — o ferro (metal) é gerado pela terra — a terra é gerada pelo fogo — o fogo é gerado pela madeira (ar) — a madeira (ar) é gerada pela água.

O ciclo amigo-inimigo

A expressão "ciclo amigo-inimigo" designa o efeito estimulante ou inibidor de cada elemento em relação aos demais. Por isso, os elementos são apresentados em seqüência linear:

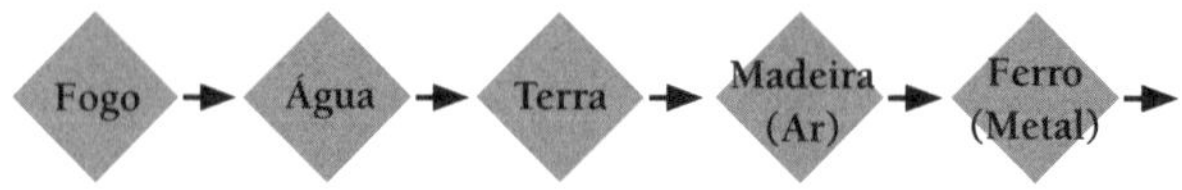

O ciclo da inimizade (= inibição) deve ser lido da esquerda para a direita. Ou seja, o inimigo do fogo é água — o inimigo da água é terra — o inimigo da terra é madeira (ar) — o inimigo da madeira (ar) é ferro (metal) — o inimigo do ferro (metal) é fogo.

O ciclo da amizade

O ciclo da amizade (= estímulo) deve ser lido da direita para a esquerda. Ou seja, a amiga do ferro (metal) é madeira (ar) — a amiga da madeira (ar) é terra — a amiga da terra é água — o amigo da água é fogo — o amigo do fogo é ferro (metal).

Pode-se resumir os dois ciclos acima em duas seqüências entrecruzadas:

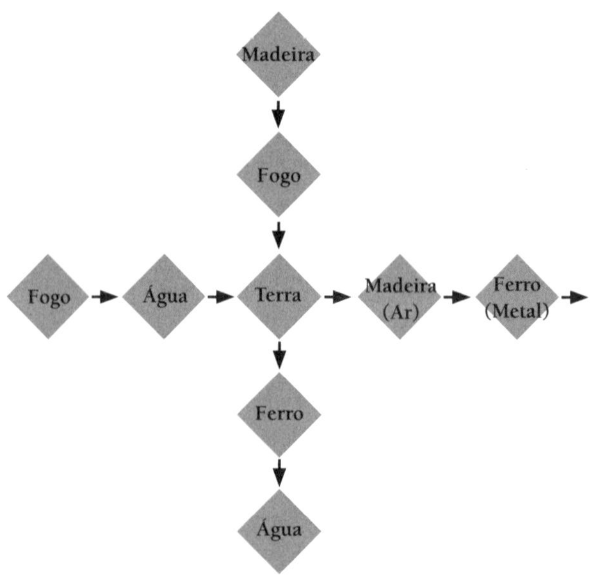

As relações do ciclo mãe-filho e do ciclo amigo-inimigo permitem identificar os órgãos adequados para influenciar indiretamente um órgão doente. Desse modo, pode-se reduzir o esforço excessivo de um órgão em condição de superaquecimento etc. Evidentemente, isso cria uma grande variedade de conseqüências e possibilidades terapêuticas.

A teoria energética apresentada acima parece ter relação com a doutrina dos cinco elementos da Medicina Tradicional Chinesa. Outra hipótese é que a medicina chinesa tenha inspirado as técnicas tibetanas de diagnóstico do pulso e a teoria dos elementos, que posteriormente foram integradas à cultura tibetana com algumas adaptações.

No livro *Fundamentals of Tibetan Medicine*, de Tsewasng J. Tsarong, há uma ilustração tibetana que condensa este assunto de maneira muito atraente e decorativa:

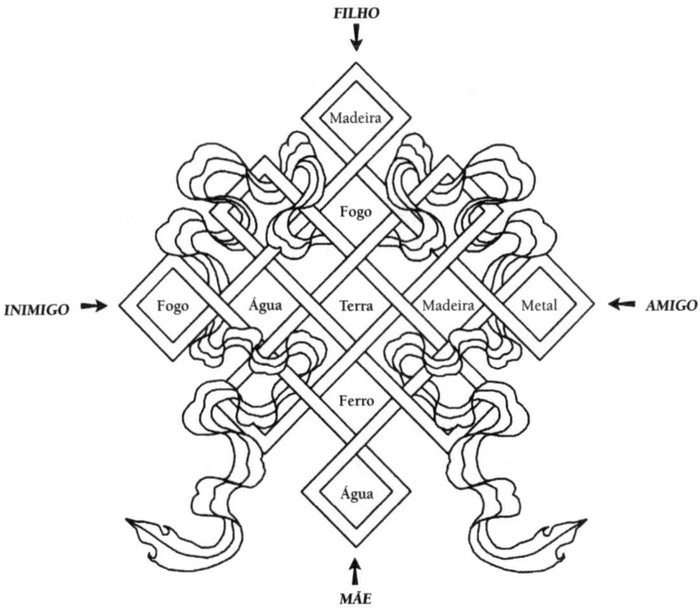

O diagnóstico tibetano do pulso é um modo de diagnose difícil de aprender. Mas, com intuição e persistência, é possível dominar boa parte dessas técnicas. Junto com outros procedimentos diagnósticos, elas podem se tornar uma ajuda valiosa.

Vale a pena dedicar tempo e esforço para aprender essas técnicas. O diagnóstico do pulso também nos dá uma oportunidade para intensificar e aperfeiçoar nossa própria capacidade de percepção.

Diagnóstico da urina

A urina do paciente é um ótimo instrumento de diagnóstico. Ela reflete claramente todos os processos metabólicos do organismo.

A chamada "urinoscopia tradicional" existiu antigamente no Ocidente, mas infelizmente não é mais praticada em sua forma original. As várias etapas da evolução desse diagnóstico terminam no início do período histórico conhecido como "Iluminismo". Uma versão modificada desse procedimento clássico ainda é praticada hoje em dia — quase sempre por naturopatas — usando vários reagentes, filtros etc. Mas há uma diferença fundamental entre as técnicas ocidentais e os métodos descritos neste livro.

A urinoscopia tibetana pode ser usada como um critério adicional de diagnose. Mas ela também permite entender melhor os processos digestivo e metabólico, ou seja, a condição de equilíbrio e/ou desequilíbrio das energias corporais.

O requisito básico desse tipo de diagnose é uma amostra razoável (cerca de 150-250 ml) de urina colhida na manhã do dia do exame. Alguns médicos tibetanos preferem a chamada urina intermediária, ou seja, dividindo a quantidade de urina matinal em três "porções", então a urina intermediária seria o segundo fluxo urinário.

Segundo os textos tradicionais, qualquer urina colhida depois da meia-noite é aceitável para exame. Mas essa indicação se baseia nos hábitos antigos, quando as pessoas iam para a cama logo depois do pôr-do-sol. Até a meia-noite, havia tempo suficiente para que a urina acumulasse na bexiga. Nos tempos modernos, com o uso da luz artificial etc., as pessoas costumam ir para a cama muito mais tarde, de modo que só a urina matinal é apropriada para exame. Se a pessoa acordar durante a noite para beliscar alguma comida ou para urinar, a urina matinal não pode ser usada com fins diagnósticos.

É melhor examinar imediatamente a urina recém-colhida, mas ela ainda pode oferecer ótimos resultados de exame até o fim da tarde do mesmo dia. No máximo, pode ser usada até 24 horas depois da coleta. Existem técnicas especiais de exame da urina congelada (pois geralmente é necessário percorrer grandes distâncias entre o Tibete e os Himalaias quando uma pessoa precisa ir ao médico), mas elas não serão explicadas neste livro.

O equipamento técnico para o diagnóstico consiste num recipiente branco que não seja grande demais (por exemplo, um pote de porcelana), no qual os aspectos visuais na urina sejam percebidos claramente, e um longo bastão de madeira (com cerca de 20 cm de comprimento) para movimentar a urina.

Para um diagnóstico ideal, observe as seguintes ***precauções***:

- Suplementos alimentares e vitaminas em forma de cápsula interferem na cor da urina. Deve-se interromper seu uso uma semana antes do diagnóstico. Caso contrário, a cor pode indicar circunstâncias como febre latente ou gravidez.
- Alimentos de efeito muito corante, como beterraba, podem ser confundidos com sangue na urina. Evite-os pelo menos um dia antes do exame.
- Atividade sexual pode causar confusão sobre circunstâncias como insuficiência renal. Por isso, evite-o pelo menos na noite anterior ao exame.
- Não beba álcool na noite anterior ao diagnóstico da urina. A presença de álcool na urina pode ser confundida com um desequilíbrio da energia corporal *Tripa* (Bile).
- Na véspera do exame, evite excesso físico. Não se canse demais, não coma tarde da noite e evite alimentos gordurosos. Vá para a cama em horário razoável.
- Se você urinar durante a noite, a urina matinal não pode ser aproveitada. Use somente a urina acumulada durante a noite e colhida de manhã para diagnóstico.
- Se você beliscar alguma comida durante a noite, a urina matinal não servirá para diagnóstico.

Critérios de avaliação no diagnóstico da urina

Os fatores de cor, cheiro, consistência, formação de bolhas e conteúdo são usados para avaliar a urina matinal. Não vamos discutir aqui o comportamento da urina num período mais longo — por exemplo, a formação de camadas superficiais de substâncias gordurosas, a ocorrência de determinados padrões ou a albumina (substância que informa principalmente sobre o fluxo biliar e o funcionamento do fígado). Esses fatores adicionais são usados para fins de diagnóstico e divinação (uromancia). Só para dar um exemplo, a divinação é feita projetando mentalmente o padrão de uma carapaça de tartaruga sobre a urina resfriada. Claro que isso exige muita experiência!

Os critérios gerais para reconhecer desequilíbrios de uma das energias corporais são descritos nas seções abaixo.

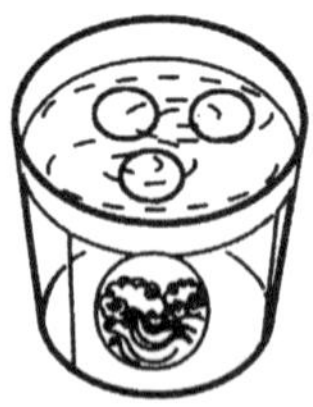

A urina quando há desequilíbrio da energia *Lung* (Pneuma)

A cor dessa urina é descrita como transparente como a água da montanha e pálida. Quando o desequilíbrio da energia *Lung* é crônico, a coloração é ligeiramente azulada. A urina não tem quase cheiro algum e apresenta consistência fina, leve e rala, quase aguada. Quando é agitada com o bastão de madeira, formam-se bolhas na superfície cujo tamanho pode chegar ao de uma moeda. Essas bolhas são descritas como "da largura de um olho de iaque" ("iaque" é uma espécie de boi do Tibete). As bolhas também podem ter reflexo azulado. Não há vapor durante a urinação.

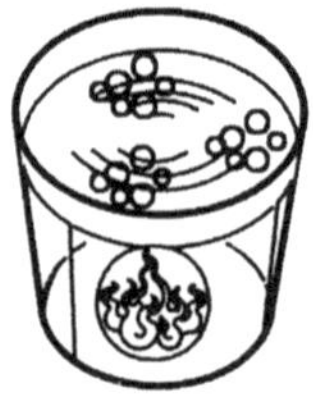

A urina quando há desequilíbrio da energia *Tripa* (Bile)

A cor dessa urina vai do amarelo-escuro ao laranja-escuro. Quando existe também desequilíbrio do sangue, a urina pode apresentar coloração quase avermelhada. Em caso de hepatite (inflamação do fígado), a cor pode lembrar um chá preto encorpado ou um refrigerante tipo Cola.

Quando há excesso de *Tripa*, o cheiro da urina é fétido na pior das hipóteses. Mesmo em casos menos graves, o cheiro é sempre forte. A consistência é mais viscosa e densa do que no caso de excesso de *Lung*. Pequenas bolhas formam-se na superfície e estouram logo depois. Essas bolhas também podem surgir quando a urina é agitada. Por causa da presença de calor, elas não são estáveis. A urina também mostra formação de vapor que permanece no ar por algum tempo. Em caso de desequilíbrio crônico da energia *Tripa*, uma espuma persistente e semitransparente, comparável ao algodão, pode flutuar sobre a urina. (Ela é chamada de *guja* em tibetano e é provavelmente uma formação da albumina.) Sua posição sobre a urina corresponde à do desequilíbrio *Tripa* no organismo. Por exemplo, se ela flutuar no centro da amostra de urina, há um desequilíbrio na região central do organismo.

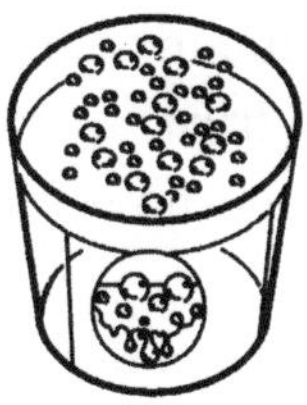

A urina quando há desequilíbrio da energia *Péken* (Fleuma)

Essa urina tem cor pálida e aguada que pode chegar ao cinza. Em casos extremos, a cor se intensifica até um tom leitoso. A formação de bolhas na superfície lembra a espuma quando se despeja cerveja rapidamente numa caneca. Quando não são espontâneas, as bolhas se formam ao agitar a urina. São muito estáticas e duram bastante. A consistência e localização da espuma só mudam depois de algum tempo, que pode chegar a vários minutos. Essa amostra de urina quase não tem cheiro e durante a urinação praticamente não existe vapor. Quanto à composição e cheiro, a urina em caso de desequilíbrio *Péken* é semelhante à urina descrita na seção *Lung* (Pneuma), mas é menos rala e aguada, e sua cor é menos pálida e transparente.

As ***tabelas*** abaixo resumem os critérios individuais de exame para facilitar a orientação:

Cor
- De transparente a azul-pálido: indica desequilíbrio *Lung*
- De amarelo a laranja: indica desequilíbrio *Tripa*
- De pálido a esbranquiçado: indica desequilíbrio *Péken*
- Matizes de arco-íris: indicam intoxicação
- De amarelho a vermelho: desequilíbrio da energia *Tripa* e/ou do sangue (doença quente)
- Pálido e azulado: desequilíbrio das energias *Lung* e/ou *Péken* (doença fria)
- De rosado a vermelho: desequilíbrio do sangue (e/ou menstruação)
- Cor esverdeada: pode indicar gravidez
- Cor acobreada (brilhante): indica febre latente
- Cor de chá preto ou refrigerante Cola: indica inflamação do fígado

Formação de bolhas
- Bolhas do tamanho de uma moeda com reflexo azulado indicam desequilíbrio *Lung*
- Pequenas bolhas que rebentam com leve ruído depois de algum tempo indicam desequilíbrio *Tripa*
- Formação de espuma como na cerveja indica excesso de *Péken*; as bolhas são estáticas
- Matizes de arco-íris na espuma indicam intoxicação
- Cor avermelhada da espuma indica uma doença do sangue

Consistência
- Clara e rala ou aguada indica excesso de *Lung*
- Leve viscosidade ou turvação indica excesso de *Tripa* e/ou uma doença quente
- Leitosa e rala indica excesso de *Péken*

Formação de vapor
- Nenhum ou pouco vapor indicam excesso de *Lung* ou *Péken*; o mesmo vale em geral para todas as doenças frias
- Forte formação de vapor indica desequilíbrio da energia *Tripa*; o mesmo vale em geral para as doenças quentes

Cheiro
- Não há cheiro em caso de excesso de *Lung*
- Cheiro forte ou fétido indica excesso de *Tripa*

- Cheiro inexistente ou leve indica excesso de *Péken*
- Cheiro de repolho, carne e alimentos em geral indica deficiência do calor digestivo (ou o paciente comeu alguma coisa tarde da noite, na véspera do exame)

Conteúdo

- "Pingos" rosados ou vermelhos indicam desequilíbrio do sangue ou menstruação
- Filetes flutuantes e semitransparentes que parecem fios de algodão indicam desequilíbrio crônico da energia *Tripa*
- "Partículas" (semelhantes a grãos de areia fina ou pedrinhas muito pequenas) flutuantes ou depositadas no fundo da amostra indicam falta de calor e fraqueza dos rins

Essa técnica de exame da urina é relativamente fácil e lhe permite testar um eventual desequilíbrio de suas próprias energias corporais. Mesmo quando encontrar só uma das características listadas acima, tente verificar o desequilíbrio correspondente. Mas freqüentemente você vai observar uma combinação dessas características. Nesse caso, tente descobrir a tendência principal e adapte seus padrões de comportamento e hábitos alimentares. Com alguma prática, você pode usar sua urina matinal para verificar os efeitos da alimentação no dia anterior. É bom lembrar que a urina saudável tem cheiro de "couro velho".

A auto-uroterapia (autoterapia pelo diagnóstico da urina) não é uma novidade na medicina tibetana, mas os textos clássicos não a discutem em detalhes. Parece ter sido recomendada principalmente como forma de prevenção imunológica em épocas de epidemia infecciosa, nas quais os médicos tibetanos tinham de socorrer muitos pacientes ao mesmo tempo.

Diagnóstico da Língua

O diagnóstico da língua ou observação visual da língua não é tão importante na medicina tibetana, mas pode ser um recurso rápido para verificar um conjunto de sintomas.

Quando há desequilíbrio de uma das energias corporais, a língua mostra as seguintes características:

A língua quando há desequilíbrio da energia* Lung *(Pneuma):
- Vermelha
- Seca
- Com pequenas saliências nas bordas
- Áspera

A língua quando há desequilíbrio da energia* Tripa *(Bile):
- Revestimento amarelo (ou amarelo-pálido), mais ou menos espesso
- Gosto levemente amargo
- Aparência relativamente suja

A língua quando há desequilíbrio da energia* Péken *(Fleuma):
- Revestimento cinza-claro (ou pálido), mais ou menos espesso
- Úmida e viscosa
- Dá uma sensação de língua "cheia" ou "inchada"
- Superfície lisa
- Superfície baça (sem brilho)

Outras possibilidades de diagnóstico

As seguintes possibilidades adicionais de diagnóstico também são descritas nos *Tantras*:

Distinção entre doenças quentes e frias pelo exame da pálpebra inferior: Quando puxamos levemente a pálpebra inferior para baixo, a pele que fica visível pode ter cor avermelhada ou vermelha. Isso indica doença morna ou quente, ou seja, um desequilíbrio da energia corporal *Tripa* (Bile) e/ou do sangue. Outra possibilidade é uma combinação de *Tripa* e *Lung* em excesso. Quando a pele parece pálida e esbranquiçada, isso indica uma doença fria, ou seja, um desequilíbrio da energia corporal *Péken* (Fleuma) ou uma combinação de *Péken* e *Lung* em excesso.

Diagnóstico pelas artérias da orelha:
O médico se coloca por trás do paciente e examina o local entre a apófise mastóide (pequeno local saliente, na verdade parte do osso temporal, atrás do pavilhão da orelha, muito fácil de achar) e o lóbulo. Se observar uma cor ligeiramente amarelada, isso indica a presença de um desequilíbrio *Tripa*.

Seção V

MEDIDAS TERAPÊUTICAS

ORDEM DE PRIORIDADE DAS MEDIDAS TERAPÊUTICAS

A medicina tibetana estabelece claramente a ordem de prioridade das medidas terapêuticas:

1. Mudança dos hábitos alimentares e padrões de comportamento de acordo com a doença — ou, caso isso não baste:
2. Uso de medicamentos (sobretudo pílulas, preparados em pó e chás medicinais) — ou, caso isso não baste:
3. Formas externas de terapia — e, se necessário:
4. Possibilidades adicionais pelo efeito de influências espirituais (só podem ser praticadas pelos lamas, não pelo médico)

Portanto, os procedimentos externos explicados neste livro só são empregados pelo médico tibetano em último caso, pois são considerados uma intervenção relativamente drástica no corpo do paciente.

Alguns desses procedimentos externos também são usados em terapias naturopáticas, mas geralmente são diferentes e muito mais suaves. Exceto alguns exercícios para relaxamento, como o *Kum Nye* (ver "Bibliografia selecionada" na p. 263), além de tipos leves de massagem, os procedimentos não devem ser praticados por pessoas leigas. Uma massagem inadequada pode fazer mais mal do que bem.

Quando não se tem qualificação sobre esses assuntos, é melhor usar os métodos mais "simples", como moxibustão, massagem profunda ou a chamada "terapia dos *chakras*" (com ou sem pedras preciosas). O corpo humano sempre tem condições de se regenerar quando existe uma margem de segurança para compensar os desequilíbrios, mas nunca abuse do seu próprio corpo, pois a saúde é o maior tesouro! Quando uma doença se manifesta, a margem de segurança para que o organismo se reequilibre já deixou de existir. Isso significa que é tempo de mudar os hábitos alimentares e padrões de comportamento — e procurar um terapeuta qualificado.

O terceiro tantra da medicina, chamado "Tantra das Instruções Particulares" ou "Tantra das Instruções Orais", ainda não foi traduzido para um idioma ocidental porque, além de ser um livro muito extenso, descreve métodos práticos de tratamento que só podem ser ensinados de maneira adequada e responsável sob a supervisão de um médico experiente. A medicina é uma ciência empírica. Se você não tiver a sorte de viver perto de um médico tibetano, confie na experiência de um terapeuta naturopático que conheça as terapias descritas a seguir. Estas terapias também são comumente empregadas na naturopatia ocidental com bons resultados.

Terapia baseada nos padrões de comportamento e hábitos alimentares

As mudanças de alimentação necessárias quando há excesso das energias corporais *Lung* (Pneuma), *Tripa* (Bile) ou *Péken* (Fleuma) já foram discutidas em detalhes no capítulo "Hábitos alimentares" nas pp. 113ss.

Os padrões de comportamento de cada uma das energias corporais em função das mudanças sazonais também podem ser encontrados no capítulo respectivo (ver pp. 107ss.) De maneira geral, as recomendações são válidas para um tipo básico de constituição física e contra o excesso de uma energia corporal. Mas esse excesso também pode ser passageiro. A decisão sobre o tratamento a seguir não precisa ser seguida indefinidamente. Seja flexível. Só pela observação precisa de todos os fatores pode-se adaptar melhor os hábitos alimentares e padrões de comportamento. Os conselhos abaixo podem ser úteis nesse sentido.

O que fazer quando há excesso de energia *Lung* (Pneuma)

Prefira alimentos nutritivos, mornos, doces, oleosos, e — em grau menor — também salgados e azedos, além de padrões de comportamento aquecidos e calmos. Por exemplo:

- Nesse contexto, alimentos nutritivos significam ricos em proteínas e vitaminas etc.
- Óleo de gergelim (uso interno e externo)
- Caldo de carne (se possível, com tutano)
- Carne de cordeiro ou ovelha
- Açúcar mascavo, melaço de cana
- Açúcar-cande
- Mel
- Noz-moscada
- Açafrão
- Alcaçuz
- *Ghee* (manteiga clarificada)
- Manteiga
- Manteiga com alho (moderadamente)
- Manteiga com noz-moscada (também pode ser usada para massagear os pontos reflexos)
- Óleos prensados a frio
- Alho
- Cebola
- Ocasionalmente, um copo de vinho ou cerveja
- Prefira alimentos de regiões de clima morno e agradável
- Fique em locais aquecidos e aconchegantes
- Evite luzes muito fortes
- Companhia agradável ajuda a serenar o estado de espírito
- Tome banhos mornos com freqüência
- De vez em quando, faça (receba) uma massagem com óleo

- Durma em horários regulares (uma soneca depois do almoço também é uma boa idéia)

O que fazer quando há excesso de energia *Tripa* (Bile)

Prefira alimentos de sabor fresco, doce, amargo e adstringente, com propriedade ativa fresca, além de padrões de comportamento refrescantes e calmantes, tais como:

- Iogurte
- Soro de leite, leite em pó
- Manteiga fresca (moderadamente)
- Água fresca de nascente
- Carne de cabrito
- Carne de caça
- Carne de vaca
- Chá preto (moderadamente)
- Folhas de dente-de-leão para tratamento de primavera
- Mingau fresco de cereais torrados (por exemplo, cevada)
- Uva-passa
- Cânfora (uso externo e moderado; só contra febre!)
- Açafrão
- Prefira alimentos de regiões de clima fresco ou frio
- Fique em locais frescos e bem-ventilados (por exemplo, ao ar livre ou à sombra de uma árvore)
- De vez em quando, deite-se e descanse
- Aromas refrescantes (como lavanda ou limão) dão uma sensação de bem-estar

O que fazer quando há excesso de energia *Péken* (Fleuma)

Prefira alimentos de sabor quente, azedo e adstringente com propriedades ativas áspera, leve e quente, além dos padrões de comportamento correspondentes. Por exemplo:

- Romã (sobretudo as sementes)
- Água quente
- Mel (sobretudo mel branco)
- Gengibre
- Coentro
- Pimenta-do-reino
- Cardamomo (grande ou pequeno)
- Canela
- Cominho preto
- Sal marinho (moderadamente)
- Espinheiro-marítimo
- Siga os conselhos explicados no capítulo "Conselhos relacionados ao calor digestivo" na p. 117
- Carne de cordeiro ou ovelha
- Peixe
- Cereal armazenado (pelo menos um ano)
- Bolinhos feitos com cereal armazenado
- Sêmola de trigo
- Prefira alimentos de regiões de clima seco e quente
- Ocasionalmente, beba um copinho de bebida alcoólica envelhecida (por exemplo, aguardente ou licor armazenado por muito tempo)
- Só coma cereais torrados ou cozidos
- Fique em locais aquecidos e secos
- Use roupas suficientemente quentes
- Pratique exercícios físicos todos os dias
- Evite sonecas depois do almoço!

Em caso de excesso de energias combinadas

Você também pode influenciar combinações de energias corporais com bons resultados modificando os hábitos alimentares e padrões de comportamento. Conforme seu tipo básico de constituição física, tente determinar o desequilíbrio ou excesso de uma energia corporal examinando seus sintomas, por exemplo. Em certos casos, pode existir também um excesso paralelo de uma segunda energia corporal. Consultando as tabelas das estações do ano, dos sintomas e assim por diante, você pode fazer sua própria avaliação. Além disso, o tratamento pode ser intensificado pela distribuição das energias nos vários horários do dia. As recomendações abaixo são úteis para aliviar as doenças causadas por uma combinação das energias corporais:

Excesso de energias	**Fatores de alívio combinadas**
Lung + Tripa	Fatores frescos e nutritivos
Péken + Tripa	Fatores frescos e leves
Lung + Péken	Fatores mornos e nutritivos
Lung + Tripa + Péken	Fatores frescos, nutritivos e leves

Se você tiver problemas num órgão específico, recomendam-se as seguintes medidas adicionais:

Órgão	**Substância**
Coração	Noz-moscada
Pulmões	Concreção de bambu (polpa interna do caule do bambu, difícil de conseguir no Ocidente); substitutos possíveis são cinza de calcita (carbonato de cálcio) ou o mineral caulim (barro branco)
Fígado	Açafrão
Rins	Cardamomo pequeno
Canal da vida	Cravo-da-índia
Baço	Cardamomo pequeno
Estômago	Romã / pimenta (vermelha)

Outros procedimentos terapêuticos

Como já dissemos acima, as terapias adicionais — com exceção da massagem suave — só devem ser praticadas por pessoas com o treinamento necessário. A medicina tibetana oferece os seguintes procedimentos terapêuticos complementares:

- Tratamentos à base de óleo
  1. Internos
  2. Externos (massagens, aplicações localizadas)

- Moxibustão e tratamento com a "agulha dourada"
- Fricção umectante, embrocação e hidroterapia (banhos, duchas etc.)
- Procedimentos humorais de evacuação
  1. Enemas, supositórios
  2. Laxantes
  3. Eméticos
  4. Desobstrução dos canais
- Venissecção (sangria)
- Cauterização (tratamento por queimadura)
- Acupuntura
- Tratamento com ventosa de cobre (estimulação por ventosa)
- Tratamento com a colher (cirurgias leves)

Tratamentos à base de óleo

A medicina tibetana emprega tratamentos à base de óleo, internos e externos. Os tratamentos internos servem para purificação ou limpeza e podem durar até três dias.

Geralmente, estes procedimentos são uma preparação para enemas (ver pp. 227ss.), para tratamentos de rejuvenescimento e para o chamado "processo de extração da essência" (ver pp. 251ss.)

Tratamento interno à base de óleo

Os tratamentos internos à base de óleo podem ser feitos por via oral ou retal. Uma boa opção para o tratamento oral é beber *ghee* morna. (Para fabricar *ghee*, ou manteiga clarificada, deve-se ferver lentamente uma porção de manteiga sem sal. Raspa-se com uma colher a espuma que se forma na superfície, e o que resta é a essência de *ghee*. O processo pode ser repetido várias vezes para aumentar o grau de pureza. Outro método para fabricar *ghee* é ferver a manteiga bem devagar sem raspar a espuma que se forma, que é então fervida junto com a manteiga. Depois de pronto, o produto pode ser conservado fora da geladeira.)

A manteiga *ghee* também pode ser usada em forma de supositório. Esta medida serve para manter lubrificadas as membranas mucosas do trato intestinal, pois os enemas à base de água têm efeito muito dessecante para a mucosa. Os tratamentos internos à base de óleo também são úteis como medida complementar da chamada hidroterapia do cólon, usada freqüentemente no Ocidente.

As contra-indicações dos tratamentos internos à base de óleo são: capacidade digestiva muito baixa, desequilíbrio da energia corporal *Péken* (Fleuma), artrite, reumatismo, vômitos e diarréia.

Tratamento externo à base de óleo

O tratamento externo à base de óleo é uma forma de *massagem*. Pode ser praticado sem problemas, mas é preciso seguir as instruções corretamente e a massagem tem de ser suave. A medicina tibetana conhece duas técnicas de massagem nos pontos de pressão ou regiões específicas do corpo: a técnica "seca" (por exemplo a massagem vibratória profunda na cavidade abdominal, para estimular os órgãos) e as técnicas que usam óleos, ungüentos e produtos semelhantes. Os tratamentos de massagem seca usam técnicas muito específicas — que podem ter efeitos negativos quando praticadas erradamente —, por isso só vamos discutir neste livro os pontos de massagem úmida, à base de óleo e ungüentos.

Aplicação localizada

Geralmente, as aplicações localizadas se limitam a regiões pequenas e são usadas para sintomas específicos. Para cada doença, escolhe-se uma base diferente de ungüento e várias substâncias ativas. Por exemplo, uma base de banha de cabra com a erva medicinal "virginiana" (*Onosmodium virginianum*) é recomendável contra pústulas no rosto. Massageado na planta dos pés, o ungüento de banha de porco com alcaravia (*Carum carvi*) pode ser útil contra doenças da visão.

Contra espinhas e outras enfermidades da pele usa-se um ungüento à base de leitelho com uma mistura de fuligem e bérberis, entre outras coisas.

Um ungüento para alívio da artrite pode ser preparado da seguinte maneira: triture sementes de gergelim brancas e pretas e ferva em água de chuva (ou seja, água muito fresca e cheia de energia). Deixe a mistura ferver lentamente até que se transforme numa pasta. Outras receitas da medicina tibetana, como as empregadas contra vitiligo (despigmentação da pele), contêm urina de vaca. Um ungüento à base de *ghee* (ou manteiga) com noz-moscada pode ser aplicado nas zonas reflexas apropriadas quando há excesso da energia corporal *Lung* (Pneuma).

Massagens com óleo contra distúrbios das energias corporais

Na maioria dos casos, as massagens com óleo descritas abaixo podem ser praticadas sem nenhuma restrição. Elas servem como medida preventiva e estimulam a capacidade de resistência do organismo. Além disso, renovam a vitalidade em caso de leves desequilíbrios das energias corporais.

Se você achar que algumas de suas vértebras estão em posições erradas nas regiões da espinha dorsal (ver ilustração), procure um terapeuta profissional que pratique métodos suaves como osteopatia, massagens rítmico-energéticas, técnicas de manipulação, acupuntura, Método Feldenkrais etc. De modo geral, posições erradas das vértebras causam desequilíbrios das energias corporais com relativa freqüência (e vice-versa).

Contra distúrbios da energia corporal *Lung* (Pneuma), a naturopatia tibetana usa principalmente massagens com óleo. Para pessoas idosas, as massagens também são recomendáveis para fortalecimento geral do organismo. Uma massagem suave no corpo inteiro pode ser feita sem restrições nos dois casos acima. Procure um lugar aquecido e agradável, com pouca luz. O ambiente externo, assim como a aura carinhosa do massagista, são critérios muito importantes em casos de desequilíbrio *Lung*, pois o *stress* é sua causa *principal*. Você pode usar qualquer óleo de sementes prensado a frio (exceto o óleo de mostarda, que tem efeito calorífero) para fins de massagem. Contra distúrbios da energia *Lung*, a medicina tibetana recomenda o óleo de gergelim aquecido.

Para aplicar uma massagem um pouco mais específica para as cinco subdivisões da energia *Lung*, oriente-se pelos pontos de massagem e regiões do corpo descritos a seguir. A massagem a óleo é recomendável para problemas como anemia ("palidez patológica"), para pessoas debilitadas ou emaciadas, contra infertilidade, visão fraca e doenças do aparelho digestivo. Se um dos pontos descritos abaixo for sensível ao toque, é sinal de desequilíbrio da energia *Lung*. Na medicina tibetana, os pontos devem ser tratados de cima para baixo.

Massagem dos pontos *Lung*

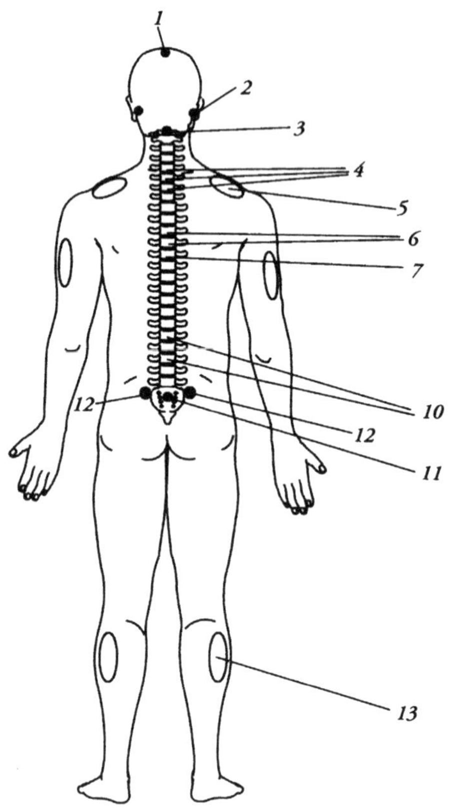

1 **Coroa** = Friccione suavemente com algumas gotas de óleo de gergelim morno; é um ponto muito útil, especialmente contra insônia; tem relação com a glândula pineal (epífise), o ponto de integração entre a esfera espiritual e o plano físico; massagens na coroa acalmam sobretudo o "vento que dá sustentação à vida".

2 **Orelhas** = Friccione suavemente com algumas gotas de óleo de gergelim morno e, se não incomodar, pingue algumas no ouvido; recomendável contra insônia.

3 **Atlas** = É a primeira vértebra cervical, que sustenta a cabeça (C1, C2). Posições erradas podem causar doenças *Lung*; uma massagem suave na parte de trás da cabeça pode aliviar um pouco as tensões; esta vértebra tem relação com a glândula pineal e a glândula pituitária, entre outras, por isso é muito importante para a condição geral do sistema nervoso e hormonal.

4 **"Pontos Secretos do Vento"** = Massageie com suavidade(!) a região à distância da largura de um dedo (para a esquerda e para a direita) da quinta, sexta e sétima vértebras cervicais. A sétima vértebra cervical é saliente, por isso não é difícil distingui-las das outras; recomendável contra todo tipo de doença *Lung*; os pontos diretamente acima da coluna vertebral só devem ser usados para fins de diagnóstico; esta região tem relação com a glândula tireóide e com a glândula paratireóide.

5 **Região por trás do pescoço e parte externa do alto do braço** = Massagens suaves aliviam bastante as doenças *Lung*.

6 **Quarta e quinta vértebras torácicas** (Th 4-5) = Quando há doença *Lung*, pontos sensíveis ao toque costumam ser encontrados à distância da largura de um dedo (para a esquerda ou para a direita) destas vértebras; os pontos devem ser massageados suavemente; são muito importantes para doenças *Lung*; quando uma dessas doenças se manifesta num período de jejum, examine primeiramente estes pontos e depois a sexta vértebra torácica.

7 **Sexta vértebra torácica** (Th 6) = Esta vértebra tem relação com o coração; assim, a descrição da coluna vertebral no item "esterno" (ver abaixo) também se aplica a esta vértebra.

8 **Esterno** = (Parte da frente); região extremamente sensível que só deve ser tratada com toques suaves (é um ponto *Lung* muito importante; mesmo um toque leve pode causar dor); tem relação com o coração, que é o centro da energia *Lung* mais sutil, e com o timo (glândula vascular), órgão importante do sistema imunológico. (Quanto à posição dos pontos 8 e 9, ver ilustração na p. 218, números 4 + 5).

9 **Plexo solar** = (Parte da frente); esta região importante do corpo humano se situa logo abaixo do esterno; aplique movimentos suaves e circulares, no sentido horário, com a mão espalmada.

10 **Região lombar** = A parte inferior das costas tem relação sobretudo com os rins, que são muito suscetíveis às doenças frias; por isso, é recomendável manter esta região do corpo bem aquecida e massagear suavemente; a massagem deve ser feita para os lados, externamente à coluna vertebral, e em seguida para baixo; a medicina tibetana usa a primeira e a terceira vértebras lombares (= L1 + L3) para diagnóstico e terapia; as glândulas supra-renais também são afetadas pelo tratamento nestes locais.

11 **Sacro, cóccix** = Pontos de doenças *Lung* também podem ser encontrados aqui (por exemplo o "Canal de Passagem do Vento", um dos pontos do vento que impulsiona para baixo); use toques suaves para aquecer a região; às vezes, basta o calor da mão espalmada; a literatura tântrica chama estes pontos de "locais secretos", pois têm relação com as glândulas reprodutoras.

12 **Articulações sacro-ilíacas** = Estas articulações pequenas são consideradas ponto central da energia *Lung*; elas se parecem com "covinhas" (depressões) à esquerda e à direita do sacro; têm grande importância para a estática (isto é, o equilíbrio) de toda a coluna vertebral.

13 **Panturrilhas** (barriga da perna) = Massagear principalmente em caso de desequilíbrio crônico da energia *Lung*.

Como se percebe pelas regiões do corpo listadas acima, os pontos mais importantes associados às doenças *Lung* têm relação com o sistema endócrino ou hormonal. Portanto, deve haver uma conexão estreita entre a energia corporal *Lung* (Pneuma) e este sistema importante do organismo. Também é óbvia a semelhança com o sistema dos *chakras* (a "engrenagem da vida").

***Pontos especiais para desequilíbrios* Tripa**

- Primeira vértebra torácica = (Th 1): considerada ponto principal para localização e terapia de um desequilíbrio da energia corporal *Tripa* (Bile).
- Sétima e oitava vértebras torácicas = (Th 7-8): têm relação com o fígado e a vesícula biliar; doenças destes órgãos podem ser diagnostica-

das quando há pontos sensíveis ao toque à esquerda e à direita destas vértebras; os mesmos pontos podem ser usados para tratamento.

- Nona vértebra torácica = (Th 9): Juntamente com a oitava vértebra torácica, tem relação estreita com a vesícula biliar.

***Pontos especiais para desequilíbrios* Péken**

- A parte central da palma das mãos e dos pés é considerada ponto principal da energia corporal *Péken* (Fleuma). Estes pontos também têm relação com a energia *Lung*.
- Segunda vértebra torácica = um ponto importante para doenças *Péken*.

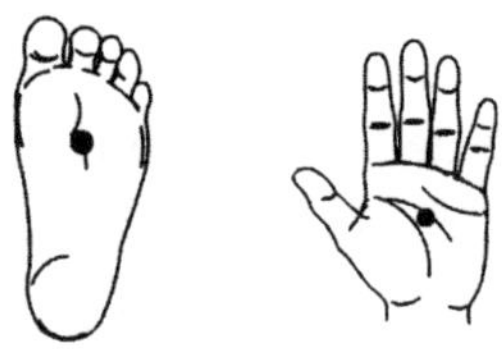

Outros pontos de massagem de uso geral

Muitos pontos de massagem tibetana descritos na literatura médica coincidem com os chamados meridianos da acupuntura chinesa. Como já dissemos acima, as indicações são diferentes, em parte por causa das divergências entre os dois sistemas teóricos quanto às correlações energéticas ou anatômicas.

É muito fácil achar os pontos de massagem — quando existe um distúrbio energético, o ponto correspondente do corpo humano fica sensível ao toque. Mas nem sempre é tão simples descobrir se o ponto está dolorido por causa do excesso ou da falta de energia, e com qual das três energias corporais esse ponto se relaciona.

De modo geral, um ponto com excesso de energia tende a criar uma saliência (inchaço); um ponto com falta de energia tende a criar uma reentrância (depressão). Se pensarmos que a massagem também estimula ou pacifica as energias corporais relacionadas aos pontos massageados, é fácil concluir que um tratamento inadequado pode causar desequilíbrios que não existiam e reações de dor.

Ao massagear as regiões do pescoço e da cabeça, primeiro apalpe a área com muito cuidado e depois massageie suavemente. De modo geral, a técnica tibetana de massagem e pressão no abdome não deve ser praticada por pessoas leigas. Mas, para diagnóstico geral, é possível examinar esta região para descobrir possíveis mudanças com relação às energias corporais: quando há excesso de energia *Lung* (Pneuma), a barriga tende a ficar dura, estirada e cheia de ar; quando há excesso de energia *Tripa* (Bile), a barriga parece retraída ou flácida; pessoas com doença *Péken* (Fleuma) têm barriga protuberante e obesa.

Em seu livro *Kum Nye Relaxation**, Tarthang Thulku dá informações muito detalhadas sobre automassagem e auto-relaxamento baseados numa antiga prática tibetana que ele aperfeiçoou e adaptou para os tempos modernos.

A massagem é um tipo de tratamento especialmente agradável e apreciado por muita gente. Outra vantagem é que poucas pessoas são incapazes de dar uma massagem. Se você prestar atenção à sua própria intuição, a sabedoria interior do corpo vai lhe mostrar exatamente onde e como ele quer ser massageado. É uma terapia muito útil para aliviar desequilíbrios menos graves das energias corporais.

Moxibustão e tratamento com a "agulha dourada"

Estes dois procedimentos das terapias complementares são tratamentos à base de calor. Ou seja, são usados basicamente para aliviar doenças frias causadas pelas energias *Péken* (Fleuma) e *Lung* (Pneuma). A ilustração a seguir mostra as relações existentes entre a coluna vertebral, as energias corporais e os órgãos internos.

Os pontos descritos na ilustração podem ser usados tanto para diagnóstico (sensibilidade à pressão, saliências, reentrâncias, inchaço, bloqueios etc.) quanto para fins terapêuticos (massagear à distância da largura de um dedo e meio da coluna vertebral; a moxibustão deve ser aplicada acima da coluna, eventualmente também perto da vértebra). É bom lembrar que,

---

* *Kum Nye: Técnicas de Relaxamento* (2 Vols.), publicado pela Editora Pensamento, São Paulo, 1984.

Pontos e regiões da coluna vertebral

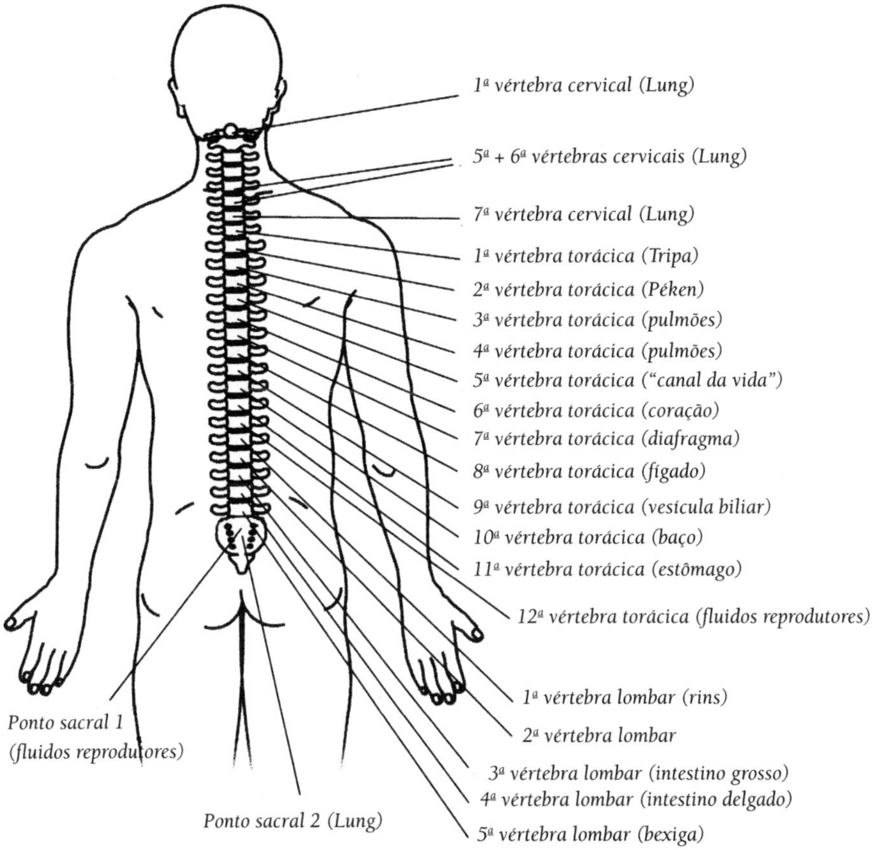

no sistema tibetano, a numeração das vértebras começa na sétima vértebra cervical. As listas abaixo foram adaptadas à nomenclatura anatômica ocidental.

Vértebras cervicais

- 1ª vértebra cervical = Atlas = desequilíbrios *Lung*
- 5ª e 6ª vértebras cervicais = desequilíbrios *Lung* em geral
- 7ª vértebra cervical = desequilíbrios *Lung* em geral (por exemplo falhas de memória, surdez, calafrios, rigidez no pescoço etc.)

Vértebras torácicas

1ª vértebra torácica = desequilíbrios *Tripa* em geral (doenças *Tripa* causadas por excesso de energia *Lung* e/ou por efeito do frio)

2ª vértebra torácica = desequilíbrios *Péken* em geral (doenças frias do tipo *Péken*; dores no trato respiratório; dores cardíacas; possível aumento das energias corporais *Péken* e *Tripa*)

3ª e 4ª vértebras torácicas = regiões superior e inferior dos pulmões (e pontos da margem interna da escápula; doenças dos pulmões e algumas doenças da visão)

5ª vértebra torácica = "canal da vida" (energia *Lung* em geral; taquicardia ou coração disparado; doenças cardíacas; memória fraca, falhas de memória; insônia grave; delírio; desequilíbrios combinados das energias *Péken/Lung*)

6ª vértebra torácica = coração (as indicações são as mesmas do item anterior a respeito do "canal da vida")

7ª vértebra torácica = diafragma (por exemplo bloqueio do diafragma; se necessário, tratar juntamente com a próxima vértebra)

8ª vértebra torácica = fígado (doenças do fígado em geral; vômito; dores agudas na região do fígado; excesso de *Lung* e *Péken* no fígado etc.)

9ª vértebra torácica = Vesícula biliar (doenças do aparelho digestivo, cálculo biliar ou pedras na vesícula, inapetência, redução do calor digestivo; dores de cabeça constantes)

10ª vértebra torácica = baço (baixo nível de energia, entre outros problemas; necessidade constante de dormir)

11ª vértebra torácica = estômago (baixo calor digestivo; gastrite; úlceras; diarréia; doenças do estômago em geral)

12ª vértebra torácica = "reservatório dos fluidos reprodutores" (entre outros problemas, tumores uterinos, doenças do abdome em geral, diarréia, doenças intestinais, espermatorréia com sangue)

Vértebras lombares

1ª vértebra lombar = rins (doenças frias dos rins; cólicas e dores no abdome etc.)

2ª vértebra lombar = ponto genérico dos órgãos ocos e cheios (para todos os desequilíbrios frios do tipo *Lung*; para doenças abaixo do umbigo em geral; para doenças da vesícula biliar em geral)

3ª vértebra lombar = intestino grosso (para doenças do intestino grosso em geral; inflamação nos órgãos sexuais; hemorróidas etc.)

4ª vértebra lombar = intestino delgado (inflamações e outros problemas no intestino delgado; diarréia; úlceras)

5ª vértebra lombar = bexiga (pedras na bexiga; desejo constante de urinar; oligúria ou diminuição do volume de urina; frio nos joelhos etc.)

1º ponto sacral = fluidos reprodutores (próstata, útero etc.; espermatorréia; rigidez e paralisia dos membros inferiores etc.)

2º ponto sacral (centro do sacro) = "Canal de Passagem do Vento" para o vento que impulsiona para baixo (constipação, flatulência, diarréia etc.)

A técnica da moxibustão

A moxibustão (também chamada "moxabustão" ou simplesmente "moxa" — é uma terapia que consiste em aplicar bastonetes ou cones de artemísia acesos sobre a pele. Portanto, é um processo de cauterização causado pela moxa acesa. Os cones podem ser queimados diretamente sobre determinados pontos reflexos do corpo ou indiretamente por meio de uma agulha e instrumentos semelhantes. Algumas moxas contêm outras ervas caloríferas como a noz-moscada.

Quando esses pontos reflexos se aquecem, enchem-se de energia. Quando o terapeuta usa além disso uma agulha relativamente grossa, feita de ouro puro pelo menos na ponta ou extremidade, a terapia é chamada de ***tratamento com a agulha dourada***.

Esse procedimento externo das terapias complementares é usado principalmente na parte dianteira da abóbada craniana. Desse modo, estimula-se o chakra superior (isto é, o Chakra da Coroa). Várias doenças mentais, como depressão e melancolia, têm relação com esse ponto.

Esse ponto também é útil no tratamento de problemas como pressão baixa, vertigem, embotamento dos órgãos sensoriais e hemiplegia (paralisia de um dos lados do corpo) — ou seja, desequilíbrios relacionados com as energias corporais *Lung* (Pneuma) e *Péken* (Fleuma). Geralmente, o tratamento com a agulha dourada é usado antes das outras terapias complementares "quentes" (como moxibustão, estimulação por ventosa ou fricção com sal quente), pois costuma ter efeito inicial muito positivo e às vezes torna desnecessários outros tipos de terapia complementar.

Ao contrário do tratamento com agulha dourada, a moxibustão pode ser praticada em quase todos os pontos conhecidos pela acupuntura chinesa. Os tratados de medicina tibetana mencionam 71 pontos específicos de moxibustão, dos quais 20 se localizam na parte frontal do tronco, 22 na coluna vertebral e parte traseira do tronco e 29 nos braços e pernas.

De acordo com outro tratado ("O Rei da Lua"), existem muito mais pontos para tratamento de moxibustão. Antigamente, os médicos tibetanos às vezes queimavam os cones de artemísia diretamente sobre a pele. O objetivo era criar estimulação drástica para o corpo pela regeneração de uma ferida artificial. Assim, o processo imunológico era acionado. As técnicas de moxibustão usadas no Ocidente por médicos naturopatas são um pouco menos drásticas. Mas, mesmo no Ocidente, os princípios energéticos de *Lung* (Pneuma), *Tripa* (Bile) e *Péken* (Fleuma) também precisam ser levados em conta para o tratamento.

Segundo as regras da medicina tibetana, a artemísia usada para fabricar os bastonetes deve ser colhida por uma criança inocente, vestida de branco, num lugar limpo e na fase da lua minguante, sob a orientação de um médico. A seguir, a artemísia é posta para secar e enrolada em cones. O diâmetro do cone varia conforme a escolha dos pontos. Todos os pontos de moxibustão acima ou próximo da coluna vertebral são tratados com um cone de artemísia da largura do dedo polegar (na base do cone).

Para todos os outros pontos, a base do cone deve ser a largura do dedo mínimo. No caso da chamada "sangria", a moxa pode ser queimada depois sobre o mesmo ponto, para limpeza dos canais. Essa moxa tem forma achatada e o "tamanho de um excremento de ovelha". Geralmente, a moxibustão deve ser repetida seis vezes. Em casos crônicos, várias outras sessões podem ser necessárias num período mais longo.

Os tratamentos de moxibustão podem ser indicados para a maioria das doenças frias. A lista de indicações inclui desequilíbrios *Lung* e *Péken*, além de muitas doenças dos canais (artérias, veias, nervos etc.), deficiência do calor digestivo, tumores, tensões musculares, quadro anêmico ("palidez patológica") e todas as doenças crônicas.

Além disso, os tratamentos de moxibustão são recomendados em caso de doenças mentais como epilepsia ou outros tipos de doença mental, contra formação de nódulos e para combater edemas. A moxibustão nunca deve ser feita diretamente sobre os órgãos sensoriais (como olhos ou ouvidos). Outras contra-indicações são todos os quadros de excesso de *Tripa* (Bile) ou doenças do sangue. É preciso muito cuidado para tratar o períneo (ponto localizado entre o ânus e os testículos ou vagina); alguns textos dizem que o períneo é uma contra-indicação. Esse ponto faz parte do chamado "receptáculo da vida" e é portador dos fluidos reprodutores. Um tratamento inadequado nesse local pode causar infertilidade.

Teoricamente, quase todos os pontos de moxibustão podem servir como pontos de pressão para massagem das zonas reflexas. Segundo as tradições tibetanas, os quatro pontos ou regiões do corpo na ilustração abaixo costumam ser tratados por meio de moxibustão:

Pontos tradicionais para tratamento de moxibustão

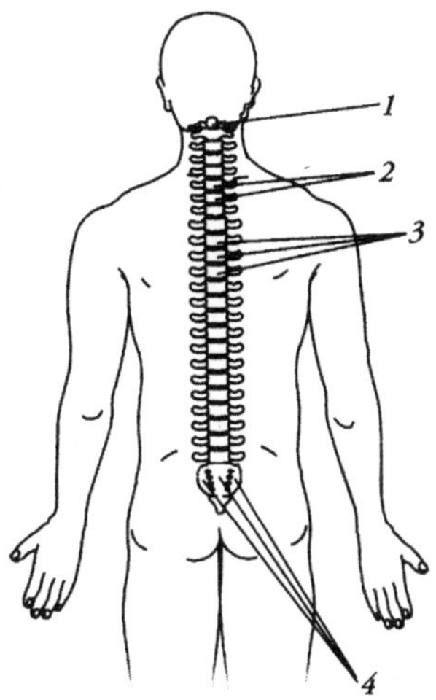

1. Lado posterior da cabeça, na região do atlas (= primeira vértebra cervical), mas também à esquerda e à direita desta vértebra
2. Coluna cervical, na região da sexta/sétima vértebra cervical (também à distância de um dedo e meio para a esquerda e a direita, se necessário)
3. Coluna torácica, na região da terceira/quarta/quinta vértebra torácica (também à distância de um dedo e meio para a esquerda e a direita, se necessário)
4. Na região do sacro (o chamado "Canal de Passagem do Vento" no centro do sacro, mas também as chamadas articulações sacro-ilíacas à esquerda e à direita do sacro, bem visíveis em forma de pequenas depressões ou covinhas)

Além desses pontos principais, todos os pontos da coluna vertebral no item "Massagens com óleo" (ver capítulo "Tratamentos à base de óleo" nas pp.

201ss.) podem ser usados para moxibustão. A massagem costuma ser praticada perto da coluna vertebral, mas a moxibustão pode ser feita diretamente sobre as vértebras (ver mais acima a lista de vértebras e suas associações).

Pontos de moxibustão na parte frontal da cabeça

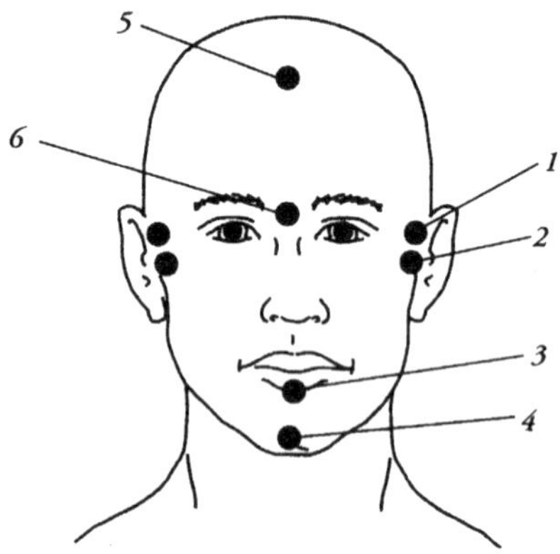

1 Ponto da dor nos dentes = fica exatamente no lugar onde a parte superior da orelha se junta à cabeça. Costuma ser usado junto com o ponto descrito no dedo anular (ver p. 220)

2 Ponto importante da orelha (distúrbios do ouvido como zumbido e surdez, dor nos dentes, paralisia facial) = fica exatamente no centro, diante da orelha; um segundo ponto fica aproximadamente à distância de um dedo para baixo

3 Ponto para desequilíbrios *Lung* (Pneuma) (por exemplo, falhas de memória) = fica no centro do lábio inferior (parte de baixo)

4 Ponto para deficiências da fala, inchaços da língua etc. = fica exatamente na ponta do queixo

5 Ponto para distúrbios *Lung* e *Péken* (como visão fraca) = fica exatamente no centro da testa, na altura do contorno do couro cabeludo

6 Ponto para sangramentos do nariz, icterícia etc. = fica exatamente no meio da cabeça, na altura das sobrancelhas

Pontos de moxibustão na parte posterior da cabeça

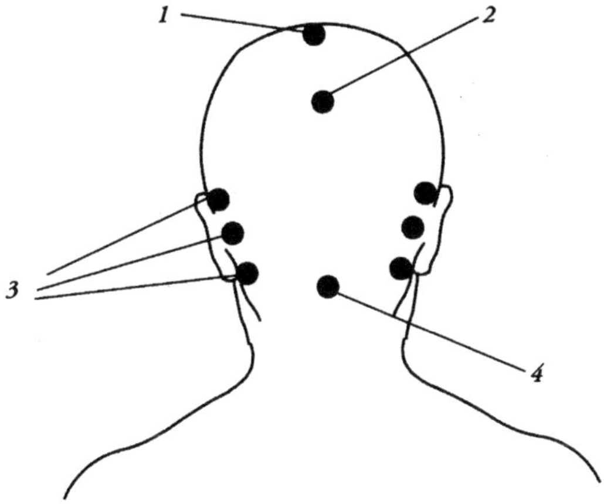

1 "Coroa" = ponto importante para distúrbios da energia *Lung* (ver "Moxibustão e tratamento com a 'agulha dourada'" nas pp. 208ss.)

2 Fontanela anterior = ponto para distúrbios da energia *Lung* (como tonturas, perda de consciência, insônia; também febre)

3 Três pontos da orelha entre a orelha e a cabeça = os dois pontos de cima ficam diretamente sobre a dobra entre a orelha e a cabeça; o ponto de baixo fica sobre a apófise mastóidea (= osso pequeno, com cerca de 5 cm de comprimento) abaixo da junção da orelha; os três, sobretudo o ponto sobre a apófise mastóidea, são usados contra distúrbios da energia *Lung* (zumbidos no ouvido e outros problemas do ouvido; dores na região do pescoço; loquacidade = necessidade exagerada de falar)

4 Occipício = na parte de baixo, entre a primeira vértebra cervical e a cabeça (distúrbios da energia *Lung*; sistemas nervoso e hormonal)

Pontos de moxibustão nas pernas (lado da frente)

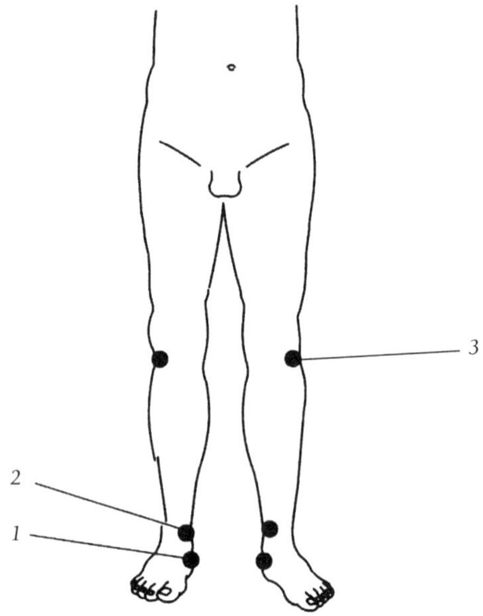

1 (Na parte côncava) entre o tornozelo e o osso do calcanhar, lado de dentro = ponto para cólicas abdominais etc.

2 (Na parte côncava) entre o tornozelo e o tendão da tíbia, lado de dentro = ponto para impotência sexual etc.

3 No osso pequeno ao lado do joelho, lado externo da perna = ponto para problemas estomacais etc.

Pontos de moxibustão nas pernas (lado de trás)

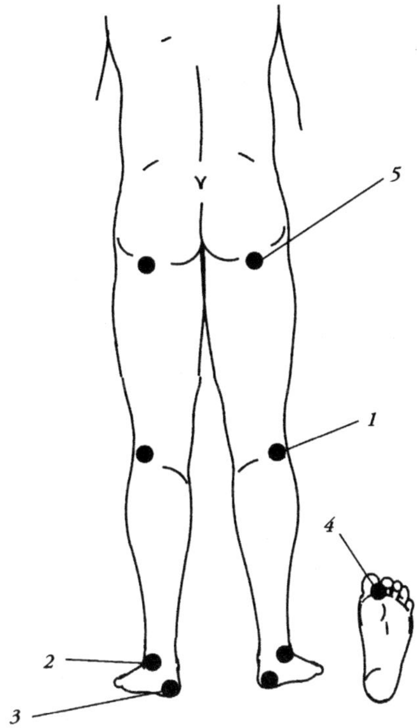

1 Lado externo da coxa, na parte côncava entre o tendão mais afastado e a rótula do joelho = ponto para sensação de torpor, paralisia etc. nas pernas
2 No lado externo acima do tornozelo (sobre o tendão calcâneo) = ponto para doenças da faringe (inclusive dificuldades de fala)
3 Lado externo do calcanhar, no ângulo da calosidade = ponto para inflamações nos olhos etc.
4 Dedo grande do pé, lado interno, na cavidade da primeira junção (entre o dedo grande e o segundo dedo) = ponto para distúrbios da energia *Lung* (por exemplo embotamento dos órgãos sensoriais, depressão, psicose), enrijecimento na região do occipício (parte posterior da cabeça), inchaço dos testículos etc. (na massagem das zonas reflexas feita nos pés, este ponto também se relaciona com o alto da cabeça)
5 Mais ou menos no centro da dobra das nádegas = este ponto tem relação com o nervo ciático; tratamento das pernas em geral

Pontos genéricos importantes para tratamento de moxibustão e massagem (parte anterior do tronco)

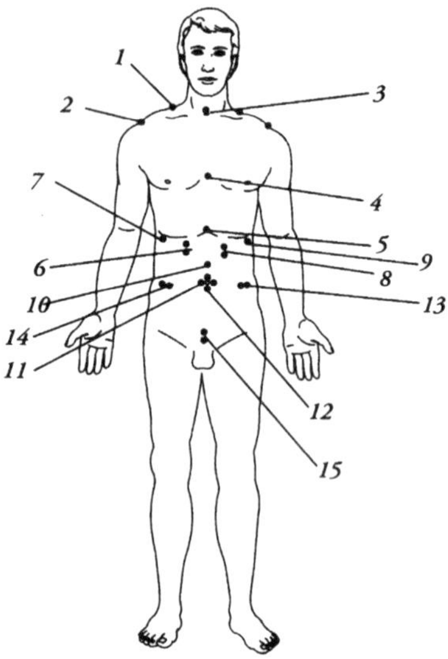

1 Ponto diretamente sobre o músculo deltóide (no meio, lado de cima) = faringite e amigdalite, entre outros problemas; ponto local para rigidez nos ombros

2 Saliência do ombro, no início do músculo deltóide, em frente ou em cima = ponto para distúrbios da energia *Lung*, por exemplo sangramento constante do nariz, doenças na região dos olhos etc.

3 Bem no meio da face superior do esterno (fossa supraesternal) = ponto importante para distúrbios da energia *Lung*, como taquicardia (coração disparado), espasmos na região do coração; amigdalite

4 No meio do esterno, exatamente entre os mamilos = ponto importante para distúrbios da energia *Lung* ("o ponto-limite entre o preto e o branco"); taquicardia (coração disparado), perda de consciência, depressões etc.

5 No centro, logo abaixo do apêndice xifóide do esterno = entre outros fins, ponto para problemas do estômago (doenças em geral, úlceras etc.)

6 Cerca de quatro dedos longe do centro, no lado direito, abaixo do arco costal e um pouco mais embaixo = dois pontos para doenças do estômago e do fígado

7 Abaixo das costelas flutuantes (isto é, a 11ª e a 12ª costelas), lado direito = ponto genérico para o fígado

8 Cerca de quatro dedos longe do centro, lado esquerdo, abaixo do arco costal e um pouco mais embaixo = dois pontos para doenças do estômago e do baço

9 Abaixo das costelas flutuantes, lado esquerdo = ponto genérico para o baço

10 Cerca de duas a três larguras de um dedo acima do umbigo, no meio = ponto para o "vento semelhante ao fogo" (importante no caso de distúrbios digestivos)

11 Umbigo = ponto para doenças do abdome em geral; infertilidade etc.; deve ser usado com muito cuidado

12 Quatro pontos ao redor do umbigo = pontos genéricos para o intestino delgado

13 De cinco a seis dedos à esquerda do umbigo = dois pontos genéricos para a parte descendente do intestino grosso

14 De cinco a seis dedos à direita do umbigo = dois pontos genéricos para a parte ascendente do intestino grosso

15 Perto dos pêlos púbicos (e um pouco mais embaixo) = pontos para a bexiga (retenção de urina, anurese etc.), próstata e útero

Pontos genéricos de moxibustão nos braços (lado de trás)

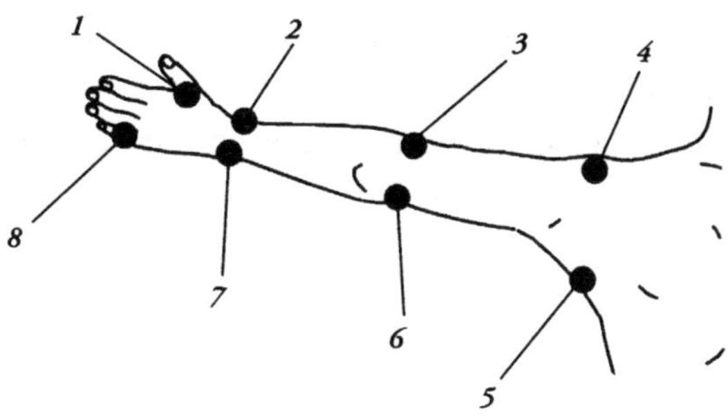

1 A "caixinha de rapé anatômica" (depressão visível) entre os dedos polegar e indicador = ponto para doenças infecciosas com febre ("febre contagiosa") e doenças da visão decorrentes

2 Osso pequeno do pulso (radial = que aponta para o polegar), lado de cima = distúrbios da visão, doenças do cérebro etc.

3 Osso pequeno do cotovelo (radial = que aponta para o polegar), lado de cima = ponto para doenças locais

4 Saliência do ombro, no início do músculo deltóide = ponto genérico para distúrbios da energia *Lung*, como sangramento intenso do nariz

5 Na cavidade axilar = ponto genérico para sensação de peso na parte superior do corpo; ponto genérico para movimentos restritos do braço

6 Osso pequeno do cotovelo (= olecrânio; ulnário = que aponta para o dedo mínimo) = ponto para doenças dos ossos

7 Osso pequeno do pulso (ulnário = que aponta para o dedo mínimo) = pontos para doenças da pele (por exemplo, verrugas)

8 Na articulação metacarpo-falângica, entre o dedo mínimo e o dedo anular = ponto para doenças dos olhos, inchaço no interior da boca etc.

Pontos genéricos de moxibustão nos braços (lado da frente)

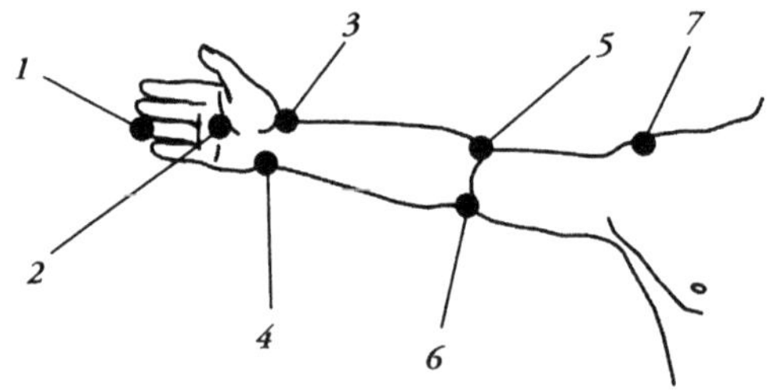

1 Extremidade do dedo anular e, no lado externo da mão, a ranhura da base da unha (ulnário = que aponta para o dedo mínimo) = ponto para dor nos dentes (juntamente com os pontos da orelha, ver p. 214)

2 Centro da palma da mão = ponto genérico para distúrbios da energia *Péken* (também para distúrbios *Lung*)

Pontos adicionais:

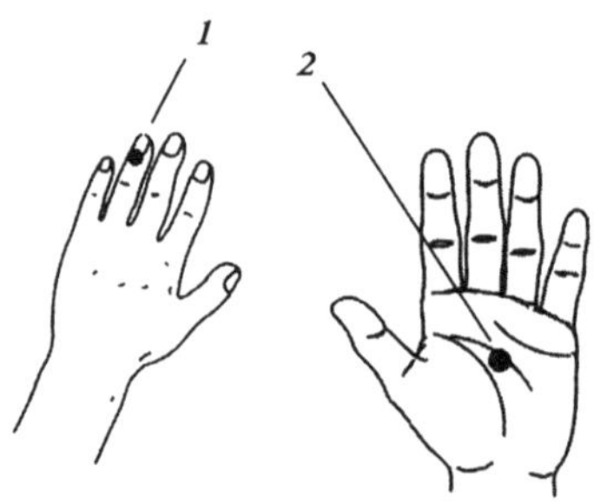

Os pontos de número 3 a 7 na ilustração do braço correspondem aos pontos genéricos do lado posterior (traseiro) do braço, da seguinte maneira:

- Ponto nº 3 do lado da frente corresponde ao ponto nº 2 do lado de trás (olhos/cérebro)
- Ponto nº 4 do lado da frente corresponde ao ponto nº 7 do lado de trás (doenças da pele)
- Ponto nº 5 do lado da frente corresponde ao ponto nº 3 do lado de trás (cotovelos)
- Ponto nº 6 do lado da frente corresponde ao ponto nº 6 do lado de trás (doenças ósseas)
- Ponto nº 7 do lado da frente corresponde ao ponto nº 4 do lado de trás (ponto *Lung*)

A moxibustão é uma terapia baseada no calor. Por isso, nunca se deve beber água gelada logo depois da aplicação. Além disso, a moxibustão não deve ser feita logo após as refeições e deve-se evitar uma refeição pesada depois do tratamento. No dia da aplicação, evite todo tipo de alimentos azedos ou fermentados (vinagre, limão, iogurte etc.), além de padrões de comportamento relacionados com as energias *Lung* (Pneuma) e, sobretudo, *Péken* (Fleuma). Recomenda-se uma caminhada ou outro exercício leve para reforçar o efeito da moxibustão.

Os pontos para tratamento de moxibustão, sobretudo na cabeça e na região do pescoço, também são usados no ***tratamento com óleo quente***. Essa terapia é usada principalmente contra desequilíbrios da energia *Lung* e consiste numa compressa de pano ou material esponjoso mergulhada em óleo quente, que é esfregada sobre os pontos reflexos apropriados. Para aumentar o efeito, a compressa também pode ser recheada com ervas e outros produtos medicinais.

Fricção umectante, embrocação e hidroterapia

Geralmente, a medicina tibetana recomenda os tipos externos de terapia conhecidos como fricção umectante, embrocação e hidroterapia — também muito usados na naturopatia ocidental — quando há desequilíbrio das energias corporais *Péken* (Fleuma) e *Lung* (Pneuma). Também são indicadas em caso de doenças do aparelho digestivo, cólicas abdominais e linfostasia (obstrução do fluxo normal de linfa). Uma das contra-indicações dessas técnicas são as doenças da energia corporal *Tripa* (Bile); outras têm relação com quadros anêmicos causados por desequilíbrio *Péken*, como hepatite. Existem dois tipos de embrocação: a quente e a fria.

Embrocação fria

Geralmente, a embrocação fria é indicada para aliviar doenças quentes como inflamações. Para isso, usa-se água fria de uma fonte ou nascente. A medicina tibetana se orienta em grande parte por fatores cosmológicos, por isso a água é colhida antes do nascer do sol, para aproveitar melhor as energias frias da noite. Para algumas indicações — como cólicas no intestino delgado — usa-se água colhida sob a luz das estrelas. Muitos ocidentais podem estranhar essa abordagem cosmológica, mas a intensificação do efeito quando se inclui a força natural correspondente é uma realidade para todos os terapeutas que trabalham com energia. Afinal de contas, o ser humano só fica sujeito às doenças quando se afasta da unidade com as forças e entidades arquetípicas da natureza. No Ocidente, esse conceito só se encontra na tradição espagírico-alquímica e em desdobramentos mais recentes da medicina de orientação antroposófica.

Um exemplo vivo dessa tradição pode ser encontrado na chamada "água da Páscoa"; de acordo com a tradição, ela é retirada de uma fonte no domingo de Páscoa, ao nascer do sol. Essa água tem efeito curativo muito profundo e pode ser armazenada durante um ano sem perder suas propriedades. A medicina tibetana fala numa "água natural com oito qualidades", que pode ser a água da chuva ou a água colhida quando a "estrela Rishi brilha no céu" (período astronômico entre o final de agosto e o final de setembro).

Para fins de aplicação, a água fria é usada sobre o corpo em forma de compressas ou em recipientes apropriados (como intestino de animais), ou é despejada diretamente sobre a pele. Esta última técnica é um tipo de hidroterapia. Muitas vezes, adicionam-se à água pós solúveis de plantas ou minerais medicinais. Por exemplo, acônito branco com casca de lótus é recomendável como aditivo para as já mencionadas cólicas do intestino delgado. Um pacotinho de argila fria, colocado entre os olhos ou atrás do pescoço, é útil contra sangramentos do nariz. Pedregulhos frios recolhidos num riacho são colocados sobre os locais apropriados do corpo para aliviar inflamações etc.

Embrocação quente

A embrocação quente, juntamente com substâncias aquecidas e ***banhos*** quentes (= hidroterapia), é empregada para doenças da velhice e doenças frias. Os tibetanos são muito criativos na escolha de substâncias medicinais usadas para esse fim. Por exemplo, sangue coagulado no fígado é tratado com uma embrocação de musgo aquecido, misturado com cereais postos para secar.

Em caso de sangue coagulado por causa de traumatismo (um golpe, por exemplo), pedregulhos colhidos num riacho são aquecidos e aplicados no respectivo lugar. Doenças digestivas do estômago são tratadas com uma embrocação de esterco de pomba aquecido, e o uso de peles de animais na região dos rins geralmente alivia as doenças frias dos rins. Uma fomentação de sal dentro de toalhas aquecidas é recomendável para doenças do aparelho digestivo em geral, com flatulência (gases) e outros sintomas, e contra cólicas abdominais.

Tensão muscular, nódulos na musculatura (miogelose), rigidez, coxeadura e doenças causadas por excesso da energia corporal *Lung* (Pneuma) são um campo genérico de aplicação das substâncias aquecidas e banhos quentes. Sempre que possível, usam-se fontes de água quente para isso. As águas termais são consideradas o tipo mais eficaz de hidroterapia. Quase sempre, elas têm componentes minerais de propriedades específicas, que são selecionados em função disso para aumentar o efeito. Em regiões onde não existem águas termais, devem-se usar banhos quentes com a adição de minerais e decocções vegetais apropriados. Uma mistura de artemísia e bicarbonato de sódio, por exemplo, é um remédio contra torpor nos membros e feridas antigas. Há muitos outros remédios na *materia medica* tibetana que podem ser usados dessa maneira.

Venissecção (sangria)

A terapia complementar conhecida como "sangria" tem relação com a técnica de venissecção da naturopatia ocidental, pois a intenção é extrair o "sangue ruim" (isto é, o sangue saturado de resíduos). A diferença básica é que, na medicina tibetana, geralmente se tiram apenas algumas gotas de sangue em pontos do corpo definidos com precisão. Muitos desses pontos coincidem com os pontos de moxibustão ou os pontos de cirurgia leve (ver capítulo "Tratamento com a colher" nas pp. 230ss.)

Na prática, a operação é feita com uma lanceta ou outro instrumento afiado e pontiagudo. O método da sangria só é usado quando a doença não pode ser curada por medicação e/ou não pode ser isolada em sua localização original. Como preparativo para a venissecção tibetana, o paciente deve tomar, por um a três dias, uma decocção de várias frutas conhecidas como "mirobálano" ou "mirabólano", ou uma decocção de mirobálano com pimenta vermelha e a erva medicinal ínula (*Inula helenium*). Essa decocção serve para separar o sangue "saudável" do sangue "doente".

Quando esse preparativo não é possível, deve-se pelo menos aquecer o corpo do paciente. Assim que o sangue "doente" parar de escorrer e o sangue "saudável" começar a fluir, a operação deve ser interrompida imediatamente, pois a essência vital pode se enfraquecer. A sangria nunca é praticada em locais de confluência de vários canais do organismo, e nunca em locais onde a energia *La* (= a essência vital, ver capítulo "Forças invisíveis" nas pp. 91ss.) se encontra naquele momento.

As indicações médicas da sangria são sobretudo doenças da energia corporal *Tripa* (Bile). Além disso, doenças do sangue, inchaço, doenças linfáticas, tumores, feridas, artrite e alguns tipos de febre são doenças apropriadas para venissecção.

A venissecção não é recomendável em pessoas debilitadas ou idosas, crianças com menos de 16 anos de idade, todos os pacientes com doenças da energia *Lung* (Pneuma) e mulheres grávidas ou em período pós-parto (puerpério). Também deve ser evitada depois de outras terapias drásticas como enemas, eméticos etc.

Como medida de pós-tratamento, usa-se massagem ou moxibustão com artemísia em forma de cones pequenos e achatados (com a forma de um "excremento de ovelha") no ponto onde se fez a punção. Isso ajuda na limpeza dos canais, mas também para alívio e dispersão da energia *Lung*, que se concentrou no local. A única exceção dessa medida é a região da garganta. Depois da venissecção, devem-se evitar todos os fatores que estimulem as energias corporais *Tripa* e *Lung*: não beber álcool, não se expor a calor excessivo etc. Para pacificar o "vento" que se acumula no organismo, deve-se beber um caldo de tutano ou comer um pouco de mel, por exemplo. É importante ter bastante tempo para repouso depois do tratamento.

Sem entrar em detalhes sobre as indicações dos pontos específicos de venissecção, vamos mencionar aqui pelo menos as possíveis mudanças na cor do sangue, que ajudam a diferenciar os desequilíbrios das energias corporais. Quando há desequilíbrio *Lung*, o sangue tem cor mais escura, com espuma avermelhada ou amarelada, e consistência "áspera". Um desequilíbrio *Tripa* se manifesta em forma de sangue amarelado e/ou cheiro fétido. Um desequilíbrio *Péken* fica evidente quando o sangue é vermelho-claro, espesso e liso. Em todos esses casos, a sangria geralmente é praticada uma única vez. É bom lembrar que o sangue saudável tem cor de cinabre (sulfato de mercúrio ou "vermelhão", empregado como pigmento na fabricação de tinta).

Cauterização

Esta terapia complementar externa, que pode parecer bastante arcaica para um ocidental, é feita com um "cautério" aquecido (um instrumento físico, por exemplo um ferro incandescente etc.)

A cauterização é uma etapa mais avançada na seqüência das terapias complementares, pois só é praticada depois de um longo tratamento com pílulas etc., ou em casos difíceis. Existem cautérios de vários tamanhos, mas todos devem ter uma ponta de cobre folheada a ouro.

A cauterização é uma terapia à base de calor, por isso é usada principalmente para aliviar doenças das energias *Lung* (Pneuma) e *Péken* (Fleuma). Suas regras e pontos de aplicação são semelhantes aos da massagem a óleo (ver "Tratamentos à base de óleo" nas pp. 201ss.) e da moxibustão (ver pp. 208ss.). Os pontos *Lung* na parte posterior da cabeça e no alto da coluna vertebral parecem ser os mais indicados para cauterização. Quando o tratamento precisa ser mais intenso, aplica-se uma erva apropriada na região que está sendo tratada, como extrato de bambu nas articulações ou zimbro (um tipo de cipreste, também chamado de "junípero") contra doenças frias.

É interessante observar que os ciganos (uma etnia, como se sabe, originária da Índia) também usam cauterização. Mas parece que usam pontos diferentes — e provavelmente em menor número. Nos anos 50, o médico francês Nogier observou que alguns ciganos de sua região tinham pontos "queimados" (= cauterizados) nas orelhas. O médico interrogou os ciganos sobre aquilo e eles responderam que os pontos queimados serviam para tratar dor ciática aguda. Nogier ficou tão entusiasmado com a descoberta que começou a pesquisar a orelha como ponto reflexo de todo o organismo. Foi então que nasceu a moderna acupuntura auricular.

Acupuntura

A acupuntura se tornou conhecida no Ocidente graças à medicina tradicional chinesa. É um método suave, mas invasivo, por isso a medicina tibetana lhe dá menos valor do que a medicina chinesa.

Existe uma versão específica da acupuntura tibetana. Entre outras coisas, a escolha dos pontos é diferente da prática chinesa, pois as duas tradições médicas encaram de maneira distinta algumas correlações energéticas e/ou anatômicas. Além disso, a teoria chinesa dos canais de energia (meridianos = cada uma das linhas imaginárias em que circula a energia vital) nem sempre serve como fundamento para a versão tibetana da acupuntura. Seja como for, o assunto não será discutido em detalhes neste livro.

Procedimentos humorais de evacuação

Quando há um acúmulo intenso de energia corporal na estação do ano específica daquela energia que não pode ser pacificado pelas medidas de alívio tradicionais (hábitos alimentares, padrões de comportamento, medicação etc.), usam-se terapias complementares que consistem em procedimentos de evacuação. Esses procedimentos incluem:

- Enemas (ou supositórios) para desequilíbrios da energia corporal *Lung* (Pneuma)
- Laxantes para desequilíbrios da energia corporal *Tripa* (Bile)
- Eméticos para desequilíbrios da energia corporal *Péken* (Fleuma)
- Limpeza dos canais

O objetivo desses procedimentos é eliminar, pela abertura corporal mais próxima, o excesso de energia corporal que se acumulou durante sua estação específica. Isso pacifica o desequilíbrio, restabelecendo a harmonia entre as energias corporais. Essas terapias também podem ser usadas para remover vestígios de doenças antigas.

Eliminação da energia Lung *(Pneuma)*

Os excessos de energia corporal *Lung* (Pneuma) se acumulam principalmente no verão e podem ser eliminados de sua localização no intestino grosso na época de sua manifestação — o outono — por meio de ***enema*** (clister) ou ***supositórios***.

A medicina tibetana faz uma distinção entre formas suaves e drásticas de enemas. As formas suaves de clister e enema são usadas contra doenças intestinais de menor gravidade e microrganismos no intestino, além de doenças frias dos rins ou da região lombar e tumores *Lung* no interior do intestino. As formas mais drásticas de enema são usadas contra problemas como distúrbios graves do "vento que impulsiona para baixo", constipação forte, retenção de urina, algumas doenças contagiosas, tumores recentes etc. Para aplicação do enema, usam-se substâncias como bicarbonato de sódio, alsina (erva da família das Alsináceas), alho, cantárida ("mosca espanhola" ou *Cantharis vesicatoria*) e outras.

Como preparativo do enema, usa-se a terapia com óleo em sua forma interna e, se necessário, externa. A terapia com óleo interna mantém a mucosa flexível, já que o enema com água resseca a mucosa intestinal e pode causar desequilíbrios ainda maiores. Enemas não são indicados para os seguintes quadros clínicos: edemas (inchaço), distúrbios *Péken*, algumas doenças do fígado e alguns estados febris.

A medicina tibetana fornece ao menos doze receitas diferentes para ***enemas suaves***. Muitas delas são indicadas para doenças específicas. Em caso de leve excesso da energia corporal *Lung* (Pneuma), um supositório feito de manteiga armazenada pelo menos durante um ano pode servir como remédio básico. Uma mistura de água com *ghee* (manteiga clarificada) e/ou leite e/ou caldo de cordeiro fervido pode ser usada como líquido de base para todos os enemas. Muitas vezes, essas formas leves de tratamento servem para pacificar excesso de energia *Lung*.

Quando há distúrbio somente da energia *Lung*, pode-se adicionar zimbro (junípero) em pó, pimenta vermelha, sal mineral e "mirobálano quebúlico" (*Myrobalan chebula*) ao líquido de base. Quando o desequilíbrio envolve uma combinação das energias *Lung* e *Tripa*, o líquido de base é um caldo de carne de animais que vivem em lugares úmidos (peixe, pato e ganso, por exemplo), em vez do caldo de cordeiro. Quando o desequilíbrio envolve uma combinação das energias *Lung* e *Péken*, o líquido de base é um caldo de carne de animais que vivem em lugares secos (como vaca, cabrito, frango) em vez do caldo de cordeiro. Variar a receita básica é um método de aplicação simples, mas eficaz. Muitas receitas com ingredientes animais podem ser substituídas por receitas vegetais sem perder o efeito terapêutico.

Eliminação da energia Tripa *(Bile)*

Os excessos de energia corporal *Tripa* (Bile) se acumulam principalmente no final do verão ou início do outono. Eles se localizam principalmente na região do intestino delgado. Nesse caso, os **laxantes** são usados para fins de depuração.

Outras indicações dessa terapia complementar são alguns tipos de febre, quadros anêmicos, edemas (inchaço), linfostasia (obstrução do fluxo normal de linfa), reumatismo e alguns tipos de intoxicação. Ela não é recomendável nos seguintes casos: pacientes idosos ou muito jovens, no inverno, mulheres grávidas, em caso de doenças da energia *Lung* e quando há substâncias estranhas na região intestinal. Como nas demais terapias de evacuação, uma fase preparatória faz a doença "amadurecer". Uma lavagem e/ou massagem apropriadas equivalem aproximadamente aos preparativos descritos na próxima seção sobre eliminação da energia *Péken*.

Os laxantes se dividem em suaves e fortes. Os ingredientes medicinais apropriados para cada doença são misturados a uma base adequada. Geralmente, a mistura básica consiste em sal mineral, vários tipos de ruibarbo, pimenta vermelha, sanguinária (*Polygonum aviculare*) e "mirobálano quebúlico" (*Myrobalan chebula*). Exemplos de outras substâncias empregadas são: ruiva (*Rubia tinctorum*, também chamada de "garança"), eufórbia (planta que produz seiva leitosa), alface-selvagem (*Lactuca serriola*), cássia purgante, sementes de mamona etc. Se necessário, os médicos tibetanos usam também pílulas de ervas ou decocções, dependendo do tipo de doença e da constituição específica do paciente.

Eliminação da energia Péken *(Fleuma)*

Os excessos de energia corporal *Péken* (Fleuma) se acumulam no inverno e se localizam principalmente no estômago. Assim, devem ser eliminados na época de sua manifestação — isto é, na primavera — com medicação apropriada à base de ***eméticos*** (vomitivos).

Geralmente, a energia *Péken* tende a pressionar para baixo. Portanto, sem uma depuração o excesso dessa energia poderia ter efeito negativo sobre o calor digestivo. As indicações mais comuns para eméticos são: baixa capacidade digestiva, gastrite, úlceras, intoxicação, cólicas abdominais agudas e algumas doenças na região da cabeça. Esse tipo de tratamento não deve ser usado contra a maioria das doenças *Lung* ou em pacientes muito jovens ou idosos.

Uma fase preparatória também é necessária aqui. Ela serve para fazer a doença amadurecer em sua localização original, pode levar vários dias e é acompanhada por medicamentos apropriados. A fase preparatória pode ser "abreviada" lavando-se o corpo inteiro com uma decocção de artemísia.

Mistura-se cereal fermentado a esse líquido. Depois disso, o paciente é massageado com um óleo prensado a frio, por exemplo óleo de gergelim. A massagem é feita à noite e o paciente deve ir para a cama logo depois. O emético é administrado na manhã seguinte. Para esse fim, faz-se uma mistura básica de raiz de cálamo, sal mineral, pimenta vermelha, cardo, semente de mostarda e eufórbia. A decocção dessas substâncias dá um emético relativamente suave. Por outro lado, as mesmas substâncias postas para secar e transformadas em pó criam um emético mais forte. Remédios apropriados podem ser adicionados a essa combinação básica, conforme a proporção respectiva das energias corporais que estão em desequilíbrio.

De modo geral, os processos de evacuação dos intestinos por clister ou vômito são muito intensivos e enfraquecem o paciente. A medicina tibetana recomenda que essas aplicações sejam feitas sob a orientação de um terapeuta experiente.

Quando um médico tibetano não consegue eliminar as doenças do organismo com esses tratamentos de purificação, pode empregar o método complementar conhecido como "**limpeza dos canais**". É a última opção na seqüência dos procedimentos eliminatórios. Depois de uma fase preparatória, o paciente recebe uma decocção de pimenta-de-caiena e malva para afrouxar os canais. Segue-se um procedimento de etapas muito precisas para a depuração dos canais, com a administração de vários pós e pílulas cujo principal ingrediente é a cantárida ("mosca espanhola" ou *Cantharis vesicatoria*).

Tratamento com ventosa de cobre (estimulação por ventosa)

A estimulação por ventosa é um procedimento bastante usado pela naturopatia ocidental. Aplica-se creme na região do corpo a ser tratada e acende-se um fogo sob um recipiente (feito de vidro no Ocidente e cobre no Tibete) para criar vácuo em seu interior. Então, o recipiente é colocado rapidamente no lugar a ser tratado e começa a sugar uma zona da pele de diâmetro igual. Isso provoca um arqueamento intenso da pele — e portanto um estímulo.

Geralmente, a estimulação por ventosa é praticada nos pontos reflexos dos órgãos internos, na região do tronco ou em locais com acúmulo intenso de toxinas (por exemplo no músculo deltóide do pescoço). Esse tipo de "estimulação a seco" (isto é, sem sangramento) é usado contra doenças frias que costumam se manifestar pela retração do tecido orgânico. No Ocidente, também se usa a "sangria por ventosa" (estimulação com sangramento) para extrair sangue "impuro", contaminado por toxinas. Antes do tratamento, aplicam-se agulhas finas ou objetos semelhantes na região a ser tratada. Para aumentar o efeito, depois do tratamento pode-se usar um ungüento no local da sangria. É claro que esse método requer medidas de higiene. As indicações parecem ser quase idênticas na naturopatia ocidental (patologia humoral) e na medicina tibetana.

Tratamento com a colher (cirurgias leves)

É o tipo mais drástico de terapia em toda a medicina tibetana, por isso só é aplicado em último caso. Como na medicina ocidental, as punções são feitas, sobretudo, para drenar pus, soro sangüíneo (linfa) e outras impurezas do organismo.

Há um total de 110 pontos para punção, curetagem (raspagem) e outras cirurgias leves. Os pontos são basicamente os mesmos que os usados na moxibustão, mas existem pontos adicionais que são os da localização de um nódulo, tumor, inchaço, corte ou fratura óssea. O 22º capítulo do *Tantra Explicativo* descreve os instrumentos cirúrgicos usados para tratamento dos casos descritos acima, mas uma descrição detalhada vai além do propósito deste livro.

Em tempos antigos, a cirurgia provavelmente era uma técnica praticada com sucesso na medicina tibetana. Mas a prática de cirurgias mais complexas foi interrompida depois que um membro da família real morreu numa operação. Segundo a medicina tibetana, toda cirurgia é uma intervenção drástica no organismo. Por isso, só deve ser realizada depois de esgotar todos os outros esforços terapêuticos.

De certo modo, as operações representam uma derrota para as terapias baseadas na capacidade curativa e auto-reguladora do organismo. Portanto, a cirurgia só deve ser usada como última opção. A medicina ocidental alcançou progressos extraordinários nessa área, que — especialmente em situações de emergência — parecem dar ótimos resultados. Mas o recurso freqüente à cirurgia (inclusive a cirurgia de transplante) não é uma solução ideal.

Algumas doenças podem ser encaradas e aceitas num contexto mais amplo, e também do ponto de vista do karma.

Na medicina tibetana, pacientes que sofrem de uma doença mortal são instruídos sobre suas possibilidades espirituais. Um lama explica ao paciente as preces e os mantras apropriados, além das ações curativas, além de oferecer conforto espiritual.

Essas preces e ações — como libertar um animal que deveria ser sacrificado, o ritual de andar em volta de um *stupa* (tipo de mausoléu construído em forma de torre) etc. — servem para criar um nível positivo de ressonância para o paciente, para que ele possa deixar em paz o mundo físico. Cria-se assim um ponto de partida ideal para a transição em direção ao estado intermediário conhecido como *Bardo* (espécie de existência corporal etérea ou imaginária) entre esta vida e a próxima. Nos últimos anos, o movimento das chamadas "casas de apoio a doentes terminais" tem dado contribuições importantes para garantir o direito da pessoa agonizante a uma morte digna.

Os medicamentos

Observações gerais sobre coleta e mistura de substâncias medicinais

A variedade de substâncias usadas na medicina tibetana é impressionante. Elas abrangem todas as áreas da vida — os reinos mineral, vegetal e animal. Com esses recursos, os vários níveis da existência humana são tratados de maneira holística.

Os textos médicos descrevem algumas substâncias humanas que quase nunca são usadas para fabricar medicamentos. Do mesmo modo, muitas das substâncias animais não são mais empregadas hoje em dia. Os minerais, inclusive pedras preciosas e metais, e as plantas formam a grande maioria das substâncias usadas atualmente. Misturá-las com equilíbrio para criar um preparado eficaz é uma técnica altamente científica, mas também uma arte intuitiva. O poder dos remédios tibetanos de iniciar um efeito curativo sinérgico e complexo sem nenhuma reação secundária negativa tem sido reconhecido em todas as partes do mundo.

A farmacologia tibetana é um mistério, por isso só pode ser aprendida com a ajuda e sob a orientação de um médico experiente. Muitas receitas são facilmente acessíveis, mas é praticamente impossível fabricar um remédio só com base nessas informações. As dificuldades seriam muito grandes. Os termos empregados mudaram ao longo dos séculos e algumas plantas podem estar extintas hoje em dia. Sinônimos também costumam ser usados para algumas substâncias — por exemplo, substâncias cujo nome se refere a animais são, na verdade, partes de uma planta com a aparência daquele animal. Para aumentar a confusão, algumas abreviações são usadas em certas regiões.

Até agora, a bibliografia em idiomas ocidentais sobre a *materia medica* tibetana (lista de substâncias médicas) é muito pequena. Uma fonte excelente nesse sentido é o *Dictionary of Tibetan Materia Medica* do dr. Pasang Yontens Arya. Outra fonte de fácil acesso é a tradução feita pelo dr. Barry Clark do livro *The Quintessence Tantras of Tibetan Medicine*, que também contém boa parte da *materia medica*. O dr. Clark é um dos poucos médicos de origem ocidental que conseguiram aprender o idioma tibetano e estudar a medicina tibetana de modo sistemático, em seus aspectos teóricos e práticos, e por fim trabalhar especificamente com a *materia medica*. Seus cursos acontecem regularmente e podem ser recomendados a todas as pessoas interessadas no assunto. A *Materia Medica* do dr. Pasang Yontens Arya também é uma grande contribuição para a bibliografia em língua inglesa. O dr. Arya ministra cursos regularmente na Itália e na Alemanha. Para mais informações, ver a "Bibliografia selecionada" na p. 263.

As indicações sobre a proporção de cada substância numa receita costumam ser feitas de maneira muito relativa. Uma descrição como "um punhado" pode ser interpretada de várias maneiras. Sem a ajuda de um médico com bons conhecimentos de farmacologia, não é possível fabricar um único remédio tibetano. Até algum tempo atrás, os médicos tibetanos fabricavam seus próprios remédios. Atualmente, por causa da situação política no Tibete (bem conhecida pelos meios de comunicação) e da carência total de pessoal qualificado e verbas para investimento, os remédios tibetanos são fabricados principalmente pelo Instituto Médico Tibetano em Dharamsala, na Índia. Para preservar esse aspecto da herança cultural da humanidade, os países ocidentais teriam de dar contribuição financeira e técnica — especialmente em matéria de misturas medicinais. Seria uma tragédia se esse imenso corpo de conhecimentos se perdesse para sempre.

Remédios tibetanos no Ocidente

Médicos que praticam a medicina tibetana são relativamente raros no Ocidente. Alguns deles viajam regularmente para países ocidentais, mas o número dos que mantêm consultório permanente num único lugar pode ser contado nos dedos de uma mão. Além da dra. Nel de Jong (Amsterdã, Holanda) e do dr. Pasang Yonten Arya (Milão, Itália), há duas clínicas tibetanas na Holanda que empregam permanentemente médicos do Tibete. Outros médicos tibetanos também atendem na Suíça, como o dr. Dönckie Emchi, na Inglaterra, na Nova Zelândia e nos Estados Unidos. Como se não bastasse a dificuldade para encontrar um médico, as possibilidades de comprar remédios também são bastante complicadas.

Um dos remédios tibetanos relativamente fáceis de conseguir no Ocidente é o preparado *Padma Basic*. Ele tem se mostrado bastante eficaz no tratamento de indicações específicas como doenças circulatórias, hepatite crônica e outras. Existem muitos estudos sobre esse preparado baseados em testes científicos ocidentais, como o "*randomized double-blind trial*" (teste aleatório duplo-cego). Mas, antes de usar remédios, o diagnóstico tem de ser o primeiro passo em qualquer abordagem terapêutica.

Outra possibilidade de fortalecer o organismo com receitas tibetanas são os chás medicinais feitos com misturas de ervas e especiarias de origem adequada. Geralmente, o paladar ocidental precisa se acostumar com o sabor desses chás. Atualmente, existem quatro misturas de chás com possibilidades de aplicação bastante específicas.

A primeira ***mistura de chá*** foi criada como um chá de purificação e desintoxicação geral, para harmonizar e regular o metabolismo. Isso significa que ele pode ser bebido diariamente como um tipo de "chá caseiro". Nas pausas do dia, ele contribui para a harmonização e energização no desgaste da vida cotidiana. O hábito oriental de fazer uma pausa para degustar uma xícara de chá é muito benéfico, pois ajuda a recuperar as energias e favorece a harmonia mental — condições importantes da saúde física. A segunda mistura de chá foi criada para aliviar sintomas do ciclo menstrual e para os problemas da menopausa, e tem proporcionado alívio e conforto para muitas mulheres. Por causa de sua composição de ervas aromáticas e especiarias, o terceiro chá medicinal ajuda a aquecer o corpo e foi criado especialmente para os dias frios de inverno. Os ingredientes desse terceiro chá — frutos de roseira-brava, gengibre, vários tipos de cominho e pimenta, canela etc. — ajudam a fortalecer o sistema imunológico do organismo.

A boa digestão é essencial para a saúde física. Por isso, criou-se também uma mistura de chá para os distúrbios digestivos tão freqüentes nas sociedades industrializadas. Essa mistura tem efeito estimulante para todo o sistema digestivo e facilita a absorção dos alimentos depois de uma refeição. Acima de tudo, os ingredientes estimulam as funções de apetite e digestão, graças à presença de substâncias como sementes de romã, gengibre, rizoma de galanga, cardamomo, vários tipos de pimenta e a erva absinto (também conhecida como "losna" ou "vermute").

Paralelamente aos hábitos alimentares e padrões de comportamento, as misturas de chá oferecem uma possibilidade de influenciar a nossa vida com base nos princípios da medicina tibetana.

Coleta e processamento das ervas

Tradicionalmente, as ervas tibetanas são colhidas em várias estações do ano. Inicia-se sempre a colheita por uma criança vestida de branco e acompanhada por um médico. Enquanto as ervas são colhidas, recita-se um mantra do Buda da Medicina ou outro mantra benéfico. Geralmente, as épocas apropriadas para a colheita são definidas da seguinte maneira:

- Talos, caules e algumas raízes são colhidos no outono, quando os frutos já secaram.
- Folhas, algumas resinas e plantas (brotos, por exemplo) são colhidas na estação chuvosa do verão, quando as plantas estão maduras.
- Flores e frutas são colhidas na época ventosa do outono, quando as frutas estão maduras.
- Cascas de árvore, resina e raízes são colhidas na primavera, durante a fase de crescimento.

Além do mais, o momento exato da colheita é determinado pelo cálculo dos dias planetários favoráveis na segunda semana do quarto crescente. Só se devem colher substâncias intactas e em perfeito estado, em locais limpos. Por último, a "regra da correspondência" (= propriedade ativa por semelhança) vale para a colheita e para a mistura. Ou seja, substâncias de propriedade ativa quente devem ser colhidas em vales voltados na direção sul e/ou em lugares profundos — de temperatura geralmente mais alta. Ervas com propriedade ativa refrescante devem ser procuradas em vales e declives voltados para o norte e/ou lugares mais altos e frescos.

Essa regra da correspondência, que equivale no Ocidente à chamada "*theory of signature*" ("teoria da assinatura" ou "teoria da autenticação"), é um princípio decisivo — juntamente com o princípio dos sabores pré e pós-digestivos — para o uso e a mistura das substâncias medicinais tibetanas. Por exemplo, uma leguminosa com a forma de um rim (*Canavalia gladiata*) teria efeito positivo para os rins, e o rim de um animal também teria efeito semelhante num rim humano. Mas praticamente já não se usam ingredientes animais para fabricar remédios. Por causa de sua aparência semelhante à de um cérebro, o mineral "*halloysite*" (um tipo de caulinita, presente em certas argilas) teria efeito benéfico para o cérebro humano. A chamada mucuna aveludada (*Mucuna entada*) é considerada útil para o baço, a ameixa amarela (*Choreospondia axillaris*) para o coração, e o fruto da leguminosa "*entada*" (*Entada phaseoloides*) para o fígado. Esse princípio da "propriedade ativa por semelhança" tornou-se conhecido no Ocidente basicamente por meio dos escritos de Paracelso.

Depois da colheita, as plantas ou partes de planta são limpas. Se possível, usa-se água da mesma região em que as plantas foram colhidas. Em seguida, elas são maceradas com bastões de madeira para desprender uma parte da seiva. Provavelmente, esse modo de processamento causa rompimento da estrutura celular da planta, criando ao mesmo tempo um tipo de "autenticação". Isso dá possibilidades melhores de aproveitamento do conteúdo. A medicina tibetana considera que a simples secagem das plantas sem a maceração é muito ruim para o conteúdo. Os princípios da "teoria da autenticação" também devem ser seguidos no processo de secagem. Ou seja, plantas com propriedades refrescantes devem ser secadas à sombra e plantas com propriedades caloríferas são secadas ao sol ou pelo calor. Plantas secas podem ser armazenadas por até um ano sem perder muitas de suas propriedades ativas.

O preparo dos remédios / O Buda da Medicina

Pelos rituais tibetanos, a combinação de substâncias para fabricar um remédio em forma de pós ou pílulas tem de ocorrer de maneira contemplativa. Isso inclui pureza de pensamentos, visualização do Buda da Medicina e recitação do mantra do Buda da Medicina.

Nesse processo de visualização, o médico imagina o Buda da Medicina diante dele (ou dela). Esse Buda tem cor azulada e está sentado em posição de lótus (com as pernas cruzadas) sobre uma flor de lótus. Sua mão esquerda está apoiada no colo, segurando um vaso cheio de *Amrita*, a essência de todos os néctares. Sua mão direita está diante do joelho direito, com a palma voltada para a frente. Da palma de sua mão direita brota uma flor de encanto indizível — o "Magnífico Mirobálano Vitorioso".

Essa planta costuma ser representada como a bênção de Buda ao visitar a Terra. Ela tem todos os seis sabores e cura qualquer doença, seja fria ou quente. O Buda da Medicina irradia uma luz multicolorida que brota do centro de seu coração. Essa luz impregna totalmente o médico tibetano ocupado em preparar os remédios, purificando-o de todas as doenças dos três venenos mentais. Até onde é possível, essa mentalização deve ser mantida em todo o processo de preparação dos remédios, junto com a recitação do mantra do Buda da Medicina. Segue abaixo o texto do mantra em idioma tibetano em versão resumida, seguido de traduções em sânscrito e português:

"Tayatha om bekentzé, bekentzé maha bekentzé —
radza samudgate soha!"
(Tibetano)

"Tadyata Om bhaisajye bhaisajye mahabhaisajye raja
samudgate svaha!"
(Sânscrito)

"OM! Glória à graça, à cura, à cura suprema —
Rei dos Médicos! Assim seja feito!"
(Português)

Durante a recitação, o remédio é transformado em néctar puro. Todo sofrimento e infortúnio são eliminados quando o paciente toma o medicamento. Pessoas que já tiveram iniciação apropriada se dirigem pessoalmente ao Buda da Medicina durante a meditação.

Essa visualização também é útil para pacientes em tratamento, por isso os médicos tibetanos a usam com freqüência. Se o médico não for budista, pode imaginar outra energia curativa, por exemplo Jesus Cristo, de maneira semelhante com luz colorida. Isso purifica simultaneamente o remédio e o paciente que está sendo medicado. A visualização também significa que a energia curativa sempre vem de "um lugar mais alto" e que o médico é apenas um mediador. Um canal aberto de comunicação proporciona naturalmente o máximo de energia curativa.

Na função de "médico supremo e curador", o ***Buda da Medicina*** tem uma longa tradição e é chamado por vários nomes. Em sânscrito, um desses nomes é *Bhaisajye Guru*. Os tibetanos o chamam de *Sangye Menla*. Por causa da diversidade dos nomes, existem várias versões do mantra.

Também existe certo desacordo sobre o tom exato da cor azulada do Buda da Medicina. Segundo o dr. Arya e o dr. Clark, o termo sânscrito *vaidurya* (pronuncia-se *baidúria*) significa uma pedra muito clara e valiosa. Por isso, os dois traduzem o termo por "água-marinha" (variedade azulada do berilo). Outros estudiosos e tradutores preferem termos como "vidro" ou "berilo". A cor também costuma ser chamada de "lápis-lazúli".

Minha companheira Heidi Mayrock, que costuma usar metáforas bonitas em seus trabalhos sobre cosmologia arquetípica, propõe uma solução para conciliar as traduções mais comuns — "água-marinha" e "lápis-lazúli". Para ela, a idéia da água-marinha é como a cor azul-clara de um dia ensolarado e radiante. O tom escuro do lápis-lazúli, com suas reverberações douradas, é como olhar para o mar de estrelas de um céu noturno. São os dois aspectos da mesma luz emanada por Buda.

Principais substâncias dos remédios tibetanos

As substâncias listadas abaixo nunca devem ser usadas sem a orientação de uma pessoa que as conheça bem. A medicina tibetana praticamente nunca usa substâncias em estado puro. Os remédios são fabricados por combinação ou mistura. Além do efeito benigno sobre um determinado órgão interno ou energia corporal, toda substância quase sempre também tem efeito colateral negativo. Para garantir o máximo de poder e harmonia, os remédios são geralmente fabricados com pelo menos três ou quatro substâncias (num total que pode chegar a várias dúzias), misturadas para criar medicamentos diferenciados. Alguns remédios têm mais de uma centena de ingredientes ativos. Seu efeito complexo não é aleatório, pois funciona de modo sinérgico, com base num princípio de equilíbrio que garante o máximo de poder. A "composição" desse tipo de medicamentos é uma verdadeira arte.

Algumas das substâncias listadas abaixo são tóxicas em sua forma bruta (não-purificada). Com o uso inadequado, todas elas podem se tornar venenosas. Mesmo as plantas medicinais consideradas "inócuas" não devem ser usadas por mais de duas ou três semanas em seguida, em forma de chá ou semelhante, pois "é a quantidade que faz o veneno". Só depois de uma pausa — que pode ser mais longa ou mais curta — o chá pode ser consumido novamente.

Metais

A medicina tibetana dá grande valor aos metais. Uma combinação de vários metais (como mercúrio purificado) é o principal componente das chamadas "pílulas preciosas", uma especialidade da medicina tibetana, usadas com indicações gerais de desintoxicação, longevidade, energia e capacidade de resistência. Elas também são receitadas contra paralisia, epilepsia, doenças do cérebro e vários tipos de tumores. Geralmente, os textos da *materia medica* tibetana descrevem a região de origem de todos os metais e as característias de cada região. A seção abaixo apresenta uma seleção de metais com seus respectivos sabores pré e pós-digestivos, para dar uma idéia das possibilidades de sua aplicação medicinal.

O ***ouro*** é descrito numa variedade de cores e tem sabor adstringente, sabor pós-digestivo adstringente e propriedade ativa refrescante. É considerado um remédio que fortalece o organismo, prolonga a vida e combate vários tipos de intoxicação. Também é usado para afugentar espíritos malignos. O minério de ouro bruto, do qual se extrai ouro por fundição, é receitado contra doenças linfáticas.

A ***prata*** é descrita como um metal de sabor adstringente e sabor pós-digestivo adstringente. Tem efeito dessecante (como ácido sulfúrico e outras substâncias). Por isso, é um medicamento útil contra doenças relacionadas com a linfa, o pus e o sangue. De modo semelhante ao minério de ouro, o minério de prata é usado contra linfostasia (obstrução do fluxo normal de linfa) e outros distúrbios.

O ***cobre*** tem sabor doce, sabor pós-digestivo doce e propriedade ativa refrescante. Também tem efeito dessecante e é usado, por exemplo, contra doenças quentes do fígado e dos pulmões.

O ***ferro*** tem sabor azedo e propriedade ativa fresca. Entre outros fins, é usado contra alguns tipos de inchaço, doenças do fígado e da visão.

Minérios de ferro: A *hematita* tem sabor azedo e adstringente e efeito dessecante. É usada contra doenças do fígado, dos ossos (como fratura óssea) e do cérebro. Tem efeito solvente para o líquido linfático. A *magnetita* tem espectro de aplicação semelhante, mas também é usada para expelir corpos metálicos estranhos do trato intestinal. O *ferro-níquel* é usado para fortalecer o sistema nervoso.

O ***zarcão*** (óxido salino de chumbo, de cor laranja ou tijolo) é receitado contra quadros clínicos como necroses (morte celular ou processos de degeneração do tecido celular).

O ***estanho*** e o ***minério de estanho*** promovem o crescimento da musculatura.

O ***zinco*** é usado contra doenças da visão e para apressar a cicatrização de feridas. Também reduz excesso de transpiração.

O ***mercúrio***, em sua forma purificada, é um dos principais componentes das chamadas "pílulas preciosas". Por causa de sua mobilidade constante, é receitado para o complexo mental e contra excesso de energia corporal *Lung* (Pneuma). Em estado bruto, o mercúrio é um veneno mortal — mas, em forma purificada, é um remédio de grande poder curativo. De certo modo, ele se parece com a mente humana, que só alcança a "unidade" por um processo de purificação. Entre outros fins, o mercúrio purificado é usado para prolongar a vida, como tônico para o organismo e como agente desintoxicante.

Pedras preciosas

Todas as pedras preciosas em estado puro têm grande poder curativo. Quanto melhor a qualidade da pedra, maior é seu potencial de cura. O Mestre da Medicina, o Perfeito Iluminado, o Médico Supremo se senta sobre uma banqueta de pedras preciosas de grande pureza. Sua luz clara irradia em todas as direções, aliviando o sofrimento dos desafortunados e pacificando as aflições humanas. O diamante ("*vajra*" em sânscrito, "*dorje*" em tibetano) é considerado a energia primitiva e indestrutível do universo (mas, sobretudo, em sentido figurado).

O *Tantra Raiz* afirma que as pedras preciosas dos seres humanos têm a característica de aliviar qualquer sofrimento causado por venenos, espíritos malignos, escuridão (mental), inchaço e febre. Acredita-se que a luz de uma pedra preciosa tem a propriedade de "purificar qualquer coisa". Além disso, as pedras preciosas dos seres humanos podem transformar desejos em realidade.

Além do mais, as pedras preciosas dos deuses (*devas*) têm poder ainda maior. São totalmente puras e sabem falar. As pedras preciosas dos Bodhisattvas (seres iluminados que vivem no mundo das aparências movidos pela compaixão, para mostrar aos sofredores o caminho da libertação) também podem transmitir ensinamentos. Graças a elas, os Bodhisattvas podem reconhecer o momento adequado da libertação absoluta para os seres humanos.

Segue abaixo uma breve descrição de algumas pedras preciosas usadas em preparados medicinais.

A *turquesa* é usada contra intoxicação hepática, doenças quentes do fígado e febre causada por intoxicação.

O *lápis-lazúli* (ou **lazurita**) é usado contra hanseníase (lepra), intoxicação e doenças linfáticas.

A *malaquita* alivia os "males causados pelas 28 constelações das estrelas moventes". Um desses males é a epilepsia. É empregada contra doenças da sexualidade masculina e para dessecar o fluido linfático. Também é útil como tônico capilar.

As seguintes substâncias preciosas podem ser incluídas nessa lista:

A *pérola* e a *madrepérola* são usadas contra intoxicação e são muito benéficas para o cérebro. No entanto, na medicina tibetana, a palavra "pérola" não significa só os glóbulos que se formam no interior de ostras e moluscos, mas também a pérola de cor vermelho-clara encontrada no cérebro de alguns tipos de cobras ou a pérola azul-clara do sul da Índia, encontrada em árvores depois da chuva. Também existe uma "pérola" no corpo do pavão, usada especialmente para combater intoxicações.

O *coral-vermelho* e o *coral-preto* são usados contra vários tipos de febre (como febre hepática). Corais também são empregados para combater febre causada por intoxicação.

A *pirita* é benéfica contra doenças da visão e hidrofobia (raiva). Além disso, parece influir favoravelmente em doenças do cérebro como obsessão, além de combater doenças linfáticas. Os vestígios de pirita encontrados no lápis-lazúli (lazurita) servem para efeitos combinados.

A *pedra gzi* (calcedônia/ágata) é considerada sagrada e oferece proteção. Ela tem "olhos", isto é, círculos negros. Diz-se que surgiu numa época em que o território do Tibete ainda estava submerso no fundo do oceano. Entre outros usos, é útil contra intoxicação, febre nos ossos e doenças da visão.

A concha do grande *caramujo-do-mar* (molusco da família dos litorinídeos) apresenta uma metade superior e outra inferior, com espirais voltadas respectivamente em sentido horário e anti-horário. Essa concha é pulverizada para fabricar remédios contra doenças da visão e dos ossos e acúmulo de pus. Alguns tipos de mexilhão têm efeito semelhante.

Outros minerais

O ***carbonato de cálcio (calcita)*** pode ser usado em preparados medicinais contra doenças dos ossos, ligamentos e tendões. Também é considerado ingrediente importante em elixires de rejuvenescimento.

O ***carvão*** ajuda a dissolver cálculos biliares e cálculos renais.

O ***silicato de magnésio*** (talco) ajuda a desobstruir os canais e é útil contra cálculos.

O ***salitre*** (nitrato de potássio) também é usado para dissolver cálculos e alivia a retenção de urina. Antigamente, fabricava-se "salitre" pela queima de grãos de cevada verde. Ele ajuda a eliminar tumores e aumenta a temperatura corporal.

A ***potassa*** (hidróxido de potássio) é usada para elevar a temperatura do organismo, ou seja, para apressar determinados processos orgânicos.

O ***sódio*** serve para eliminar cereais não-digeridos e é um antídoto contra intoxicação.

O ***enxofre*** é usado contra doenças causadas por espíritos malignos e tem efeito dessecante contra pus e linfa. O chamado enxofre preto (enxofre para tintura) é empregado contra algumas doenças da pele como erisipela.

Plantas

As plantas são os ingredientes principais dos remédios tibetanos. Todas as partes de uma planta (da raiz às flores) podem ser usadas para preparar remédios. A colheita e secagem já foram explicadas mais acima. Apresentaremos a seguir uma pequena lista de plantas que também crescem nos países ocidentais. Algumas se dividem em várias subespécies que, às vezes, recebem nomes diferentes nos textos da medicina tibetana. Para evitar confusão, indicamos aqui só o nome genérico (isto é, a categoria ou gênero) de cada planta. Por exemplo, a *materia medica* tibetana (lista de substâncias médicas) menciona pelo menos seis subespécies diferentes de "espora" ou "esporinha" (planta exótica do gênero *Delphinium*). Por isso, usamos aqui só o termo *Delphinium*, que inclui as várias subespécies. Quando nos referimos a uma planta específica, usamos seu nome exato. Por exemplo, a *Paeonia veitchii* é um tipo de peônia e *Gallium aparine* é um tipo de ruiva ou garança (erva da família das rubiáceas).

Como já dissemos, a medicina tibetana quase nunca trata as doenças pelo uso de uma única substância medicinal. A mistura ou combinação de várias substâncias serve para reduzir ou evitar um desequilíbrio das energias corporais e/ou efeitos colaterais indesejáveis. Algumas das plantas mencionadas a seguir são muito tóxicas (como acônito, meimendro, cânhamo etc.). Por isso, nunca devem ser usadas sem a orientação e ajuda de um terapeuta especializado em ervas medicinais. Como já mencionamos acima, até as plantas "inofensivas" podem produzir substâncias de propriedade ativa muito intensa.

A Planta Suprema

A "Árvore do Magnífico Mirobálano Vitorioso" (*Arunamgyal*), cujo nome vem do grego *murobalanus* (*muron* = "perfume" e *balanos* = "glande"), é a mais importante de todas as plantas medicinais. Infelizmente, essa árvore só cresce durante a encarnação de um Buda. Ela tem os seis sabores, os três sabores pós-digestivos, as oito propriedades ativas e as vinte características das doenças. É considerada pela medicina tibetana uma "jóia que transforma os desejos em realidade". Outros três tipos de mirobálano também podem ser usados para fabricar remédios. Não têm todos os seis sabores, alguns chegam a possuir cinco. Geralmente usam-se os frutos da árvore, às vezes também a casca e a camada média da casca.

O **mirobálano quebúlico** ou **mirobálano paniculado** (*Myrobalan chebula* = *Terminalia chebula; Arura*) é semelhante a uma grande nogueira pelo aspecto de sua casca e tem todos os sabores, exceto o salgado. A casca dessa árvore é um remédio universal da medicina tibetana. É considerada muito nutritiva, favorece a longevidade e estimula o calor digestivo. Quanto aos frutos, existem até oito subespécies com várias áreas de aplicação, como doenças da visão, possessão demoníaca, doenças do aparelho digestivo, cicatrização de feridas, doenças biliares etc.

Os outros tipos de mirobálano têm mais ou menos os mesmos efeitos terapêuticos:

A variedade **Myrobalan bellerica** (= *Terminalia bellerica; Barura*) pode ser usada contra desequilíbrios das energias *Lung* (Pneuma), *Tripa* (Bile) e *Péken* (Fleuma). Doenças linfáticas são outra de suas indicações.

A variedade **Myrobalan emblica** (= *Emblica officinalis; Kjurua*) também é usada contra desequilíbrios das três energias corporais.

Outras plantas

A ***espora*** ou ***esporinha*** (*Delphinium*) tem sabor amargo, propriedade ativa refrescante e é útil contra piolhos e temperatura elevada da bile (que causa diarréia). Uma variedade de *Delphinium* também é usada contra picadas de insetos, intoxicação e para afugentar espíritos malignos. Geralmente, usam-se as flores da planta.

O ***agrião*** (e outras plantas semelhantes do gênero *Lepidium*) é levemente quente e tem sabor amargo. É usado para dessecar excesso de linfa no peito e aplicado contra linfostasia (obstrução do fluxo normal de linfa). Além disso, é benéfico para os ossos.

A ***genciana*** (*Gentiana*) tem grande variedade de subespécies. Geralmente, o sabor dessa planta é amargo e sua propriedade ativa é áspera e refrescante. Costuma ser usada contra excesso das energias corporais *Tripa* (Bile) ou *Lung* (Pneuma). A genciana vermelha é usada contra vários tipos de febre, icterícia e hepatite, e é útil contra excesso de energia *Tripa* (Bile). A variedade branca é usada contra inflamações, entre outros fins. A genciana cura febre nos órgãos ocos, é eficaz contra inflamação da vesícula biliar e tem efeito desintoxicante. A genciana preta também é usada contra inflamações nos órgãos ocos. Os componentes de amargor da planta podem causar reações alérgicas em algumas pessoas.

A ***íris*** (*Iris*) tem sabor picante e amargo, sabor pós-digestivo doce e azedo com propriedade ativa refrescante. Usam-se as flores e as sementes, que têm propriedade ativa calorífera. A íris é usada contra excesso da energia corporal *Lung* (Pneuma), doenças do sangue e febre. Alguns tipos são considerados úteis contra parasitas intestinais, além de serem laxantes de uso geral. A íris aumenta o calor digestivo, neutraliza substâncias tóxicas e alivia cãibras. Também alivia dores e tem efeito benéfico contra doenças da visão e dos ouvidos (como zumbido).

O ***cânhamo*** (*Cannabis sativa/indica*), popularmente chamado "maconha", é usado contra doenças da linfa, doenças da pele (como espinhas, prurido etc.), diarréia e doenças da visão. Ele pacifica a energia *Lung* (Pneuma) e é considerado um afrodisíaco. Tem sabor doce e adstringente com propriedade ativa suave. O cânhamo foi incluído no Decreto das Drogas Perigosas (criado originalmente em 1920, na Inglaterra).

As flores do ***salgueiro*** (*Salix sp.*) são usadas contra febre crônica e contra inchaço ao redor das feridas. Certos casos de intoxicação e o inchaço causado por elas também podem ser tratados com salgueiro (nesse caso, usa-se a casca).

Várias partes do ***olmo*** (*Ulmus*, também chamado "olmeiro" ou "ulmeiro") podem ser usadas para friccionar as articulações (artrose, artrite). De maneira semelhante ao salgueiro, o olmo tem efeito benéfico contra o inchaço que se forma ao redor de feridas.

Várias partes do ***álamo*** (*Populus sp.*, também chamado "choupo-branco") podem ser usadas para a cicatrização de feridas. O álamo tem indicações semelhantes às do salgueiro.

A raiz da planta ***ginseng*** (*Panax ginseng/Pseudoginseng*, também chamada "pânax") é um fortificante geral do organismo. O *ginseng* isola, aglutina e remove toxinas. Além disso, é considerado eficaz contra parasitas intestinais. Também é usado para aumentar as defesas do organismo em épocas de epidemia (como gripe) e é útil contra febre. O sabor do *ginseng* é amargo e adstringente.

O ***gerânio*** (*Geranium*) é usado contra vários tipos de febre, como a febre causada por gripe. Seu sabor é doce e picante, com propriedades ativas oleosa e fresca. Também é considerado benéfico contra doenças da visão (como catarata), parasitas intestinais, pneumonia e inchaço dos membros. Usam-se sobretudo as raízes da planta.

A ***rosa-silvestre*** ou ***rosa-brava*** (termo que abrange variedades como *Rosa sericea*, *Rosa sertata* e *Rosa omeiensis*) é usada para isolar e aglutinar as toxinas do organismo. Também tem efeito benéfico contra doenças linfáticas, ajuda no crescimento dos dentes e alivia desequilíbrios da energia corporal *Lung* (Pneuma). A rosa-brava neutraliza a energia corporal *Tripa* (Bile) e também é útil contra dores causadas por "forças invisíveis". O fruto da roseira (por exemplo da variedade *Rosa sericea)* é adicionado à mistura para combater desequilíbrios das energias *Tripa* e *Lung* e febre causada por intoxicação ou febre hepática. A rosa-selvagem tem sabor doce e azedo com propriedade ativa oleosa.

A ***mamona*** (uma das espécies do gênero "rícino" ou *Ricinus communis*) serve como laxante e emético, sobretudo em caso de excesso da energia corporal *Péken* (Fleuma). As sementes de mamona são consideradas um laxante forte. O sabor da planta é picante, amargo e doce, e sua propriedade ativa é calorífera.

As ***glandes*** ou ***bolotas*** (frutos de várias árvores do gênero *Quercus*, ou carvalho) são pulverizadas e adicionadas a certos remédios para combater diarréia.

A ***angélica*** (*Angelica archangelica*, tipo de erva medicinal) tem sabor quente, amargo e doce. É usada contra doenças frias causadas por excesso de *Lung* (Pneuma) e *Péken* (Fleuma), inclusive doenças dos rins, estômago, coração, inchaços, distensões, intoxicação e doenças linfáticas. Também é útil contra inflamação nos ouvidos, doenças infecciosas ou epidêmicas, hanseníase (lepra) e hemorragia. Essa planta extraordinária pode ser aplicada pela técnica de fomentação (fricção) externa.

A ***potentilha*** (*Potentilla*, também chamada "cinco-em-rama") tem sabor levemente amargo. Acredita-se que seu aroma doce espante os espíritos malignos. É usada como emético, contra intoxicação e para apressar a cicatrização de feridas.

A ***verônica*** (designação comum de várias espécies do gênero *Veronica*) tem sabor amargo e propriedade ativa fresca. É usada contra febre causada por intoxicação, dores agudas e doenças infecciosas. Seu aroma penetrante ajuda a afugentar as forças invisíveis.

A ***artemísia*** (*Artemisia*) tem sabor quente e amargo. É uma planta medicinal muito versátil; por exemplo, a artemísia anual (variedade que só cresce uma vez por ano) é usada contra doenças dos pulmões e faringite. Outros tipos são considerados benéficos contra doenças dos rins, inchaços e várias doenças *Tripa* (Bile). Algumas variedades têm efeito revitalizante. A artemísia também é usada para fabricar os cones de moxibustão.

A ***malva*** (designação comum a várias espécies, por exemplo *Malva verticillata*) tem sabor doce e adstringente com propriedade calorífera. É usada contra diarréia, doenças dos rins, inchaços etc. Usam-se, sobretudo, as sementes da planta.

O ***acônito*** (*Aconitum*) é considerado uma planta potente, mas muito tóxica. A maioria das espécies tem sabor amargo ou picante com propriedade ativa refrescante. São usadas contra febre, dores, enterite (inflamação do intestino) e intoxicação (como a causada pela picada de cobras ou escorpiões). O acônito também alivia desequilíbrios da energia corporal *Tripa* (Bile).

O ***estramônio*** (*Datura stramonium*) é uma planta muito tóxica. Tem sabor amargo e picante com propriedade ativa refrescante. Suas sementes são usadas para cicatrizar feridas, aliviar inchaço, infecções, dor de dente e dores em geral. O estramônio também é considerado um afrodisíaco.

O ***meimendro*** (*Hyoscyamus niger*, também chamado "hiosciamo" ou "velenho") é outra planta tóxica. É considerada um antídoto contra parasitas intestinais e tumores, entre outros usos. Também serve para aliviar distúrbios dos pulmões e dor nos dentes. Acredita-se que o meimendro tem efeito afrodisíaco e aumenta a potência sexual. Usam-se as sementes da planta. Seu sabor é amargo e picante, com propriedade ativa neutra.

O ***morango silvestre*** ou ***fragária*** (*Fragaria*) pode ser encontrado em quase todas as florestas. Tem sabor levemente doce, com propriedades ativas refrescante e áspera. Seu efeito é adstringente e dessecante. É usado contra distúrbios *Lung* do intestino grosso. Outra área de aplicação, em forma de emético, são as doenças na parte superior do corpo (sobretudo, os pulmões) e doenças do sangue.

A ***silva*** (planta medicinal do gênero *Rubus*, também chamada "Silveira" ou "sarça") também costuma ser encontrada na maioria das florestas. A medicina tibetana usa sobretudo a camada média da casca. Seu sabor é doce e azedo, e sua propriedade ativa é adstringente e calorífera. A silva é eficaz contra desequilíbrios da energia corporal *Lung* (Pneuma), contra vários tipos de febre, doenças do trato urinário, deficiência dos órgãos sensoriais e tosse. É considerada um tônico para os rins. Outra variedade de silva tem sabor doce e adstringente com propriedade ativa neutra. É usada contra as doenças inflamatórias da região nasofaríngea e dos tubos bronquiais. Além disso, a silva harmoniza as três energias corporais.

A ***valeriana*** (*Valeriana officinalis*) é usada contra febre crônica, intoxicação com febre e possessão por espíritos malignos.

A ***urtiga-morta*** (*Lamium*) é usada para cicatrizar feridas e curar edemas. Sua propriedade ativa é suave. Outras variedades de urtiga podem ser usadas para facilitar a digestão (sobretudo de folhagens verdes). A ***ur-***

tiga comum (*Urtica*) é calorífera e combate febre crônica causada por excesso de energia *Lung* (Pneuma).

O ***miosótis*** (*Myosotis*, de espécies variadas como a "não-te-esqueças-de-mim") é usado para drenar acúmulo de pus e para o tratamento de feridas. As raízes do miosótis podem ser úteis contra cáries.

O ***feno-grego*** (*Trigonella foenum-graecum*) é uma planta medicinal que também se usa bastante na Europa. É misturada em remédios contra doenças dos pulmões e intestinos (inclusive diarréia), infecções e febres. Também é útil para cicatrização de feridas em geral, pois tem a propriedade de drenar pus. O feno-grego é muito benéfico para o baço e o estômago. Tem sabor amargo, com propriedade ativa fresca.

A ***capilária*** (do gênero *Lepisorus*, também chamada "avenca-cabelo-de-vênus") é usada para cicatrizar feridas e contra alguns tipos de febre, entre outros fins. Também é considerada benéfica para a medula óssea. Ajuda a drenar pus e alivia doenças da vesícula biliar. Outros tipos de avenca ou samambaia (por exemplo *Corallodiscus*) têm sabor amargo e doce. Podem neutralizar toxinas e ajudam contra doenças dos órgãos reprodutores, dos rins e da bexiga. Também são usados para cicatrizar feridas. A capilária pode ser misturada em remédios contra diarréia. O espécime macho (*Dryopteris*) é usado contra excesso de energia *Tripa* (Bile) e contra intoxicação.

O ***tanaceto*** (*Tanacetum*) é usado para estancar hemorragia, contra inchaço dos membros e doenças dos rins. Também tem efeito revitalizante.

O ***tagetes*** (*Tagetes*, gênero de ervas que inclui o "cravo-de-defunto") tem sabor doce e amargo. É usado contra o acúmulo de pus nos pulmões e para cicatrização de feridas.

A ***anêmona-pulsatila*** (*Pulsatilla*, também chamada simplesmente "pulsatila" ou "flor-da-páscoa") tem sabor quente e amargo. Estimula o calor digestivo e ajuda a combater doenças linfáticas e tumores. É uma planta tóxica.

O ***rododendro branco*** (*Rhododendron*, gênero que abrange a flor "azaléia") tem poder revitalizante. É usado contra distúrbios da energia *Péken* (Fleuma). É uma planta tóxica.

A ***brilhantina*** (*Sedum rhodiola*, também chamada "erva-pinheira-de-rosa" ou "mil-grãos") tem sabor doce, amargo e adstringente, com propriedade ativa fresca. É considerada benéfica para os pulmões e pode ser usada como gargarejo para higiene bucal e contra mau hálito.

A ***peônia*** (*Paeonia veitchii*) é misturada em remédios para tratamento de erisipelas cirúrgicas. O significado literal de seu nome em tibetano é "raiz de lótus". É uma planta levemente tóxica.

Certas variedades de ***clêmatis*** (*Clematis*, gênero também chamado "clematite") têm sabor picante e levemente doce. Sua propriedade ativa é calorífera. O talo e as flores são usados para fabricar remédios. O clêmatis estimula o calor digestivo e tem efeito benéfico contra tumores. A variedade tibetana tem flores amarelas e é considerada útil para combater tumores "frios" (isto é, benignos). Essa planta deve ser usada com cuidado.

Os vários tipos de ***áster*** (como *Aster flaccidus*) têm sabor amargo, propriedade ativa refrescante e são úteis contra intoxicação e febre, por exemplo a febre causada por resfriados. Têm efeito estíptico (isto é, adstringente) e são considerados um tônico geral do organismo. Desequilíbrios da energia *Lung* (Pneuma) são a principal área de aplicação. Alguns ásteres ajudam a afugentar espíritos malignos. A flor é a parte mais usada na composição de remédios.

A ***pediculária*** (*Pedicularis*) tem sabor amargo e adstringente com propriedade ativa refrescante. As flores são usadas contra disfunções do "vento que impulsiona para baixo", na região da vesícula seminal e da vagina. A pediculária tem efeito desintoxicante e é muito eficaz contra doenças inflamatórias do fígado e da vesícula biliar, além de distúrbios do trato gastrintestinal acompanhados de diarréia. Outras variedades de pediculária (como *P. pyramidata*) têm sabor amargo e adstringente com propriedade ativa calorífera, sendo também benéficas para o crescimento dos cabelos e para os fluidos reprodutores.

A erva da família das rubiáceas conhecida como ***aparine*** (*Gallium aparine*) é considerada muito útil contra desequilíbrios da energia *Tripa* (Bile), contra icterícia e inflamações dos seios paranasais.

A ***sanguinária*** (*Polygonum*) tem sabor azedo, amargo e adstringente. Sua propriedade ativa é refrescante. Geralmente, usa-se a raiz para fabricar remédios. É útil contra inflamações (= "febre") dos intestinos delgado e grosso e contra diarréia quente. Inchaços linfáticos, doenças crônicas e doenças na região da bacia e da pelve (por exemplo doenças dos rins) são as principais possibilidades de aplicação.

Em seu estado natural, a ***azeda-miúda*** (*Rumex acetosa*) cresce nos prados. Seu sabor é azedo. Pode ser usada contra vários tipos de febre, doenças da pele e intoxicação. Outra variedade chamada "labaça" (*Rumex crispus*) é doce e amarga, com sabor pós-digestivo fresco. É usada para cicatrização de feridas e como laxante.

O ***ranúnculo*** (*Ranunculus*) tem sabor picante e efeito calorífero, além de efeito dessecante contra inchaços. Além disso, é benéfico contra tumores, aumenta o calor digestivo e combate processos de putrefação. O ranúnculo também tem efeito benéfico contra ferimentos nos tendões. A flor é a parte mais usada. É uma planta tóxica.

A ***sálvia*** ou ***salva*** (*Salvia*) tem sabor ligeiramente doce e adstringente com propriedade ativa refrescante. É muito útil contra doenças na região bucofaríngea (pode ser usada em forma de bochecho), contra doenças dos olhos (usada em forma de compressa) e contra sede. Além disso, a sálvia é eficaz contra problemas estomacais e excesso de calor no fígado.

A ***gatária*** (*Nepeta*, espécie de hortelã, também chamada "erva-dos-gatos") tem odor bastante forte, assim como sabor quente e adstringente com propriedade ativa refrescante. Entre outros fins, é usada para desinfecção de feridas, pois é considerada útil contra a invasão de microrganismos (como nas infecções). Também é usada contra cólicas estomacais e contra febre.

A ***tanchagem*** (*Plantago*) é considerada útil contra diarréia, para cicatrização de feridas e para extrair excesso de fluido linfático. A tanchagem é eficaz em caso de retenção da urina, pois tem efeito diurético. Seu sabor é doce e adstringente e sua propriedade ativa é refrescante.

A planta conhecida como ***bolsa-de-pastor*** (*Capsella bursa-pastoris*) é usada contra vômito, entre outras indicações. É útil para os pulmões e os rins. A bolsa-de-pastor tem sabor doce e quente.

O ***pinheiro*** ou ***pinho*** (*Pinus sp.*) tem sabor quente e propriedades ativas seca e áspera. É usado contra doenças frias, isto é, desequilíbrios das energias *Lung* (Pneuma) e/ou *Péken* (Fleuma). Além disso, acredita-se que pode combater tumores. As raízes do pinheiro são usadas contra várias doenças ginecológicas. As cinzas de pinho ou abeto são usadas contra doenças venéreas. A resina do pinheiro é benéfica para o fluido linfático, sobretudo na região da cabeça, e para a medula óssea.

A ***cânfora*** ou ***canforeira*** (*Cinnamomum camphora*) é muito fria e tem de ser usada com o máximo cuidado. É considerada a "rainha dos remédios frios". É uma planta de ação muito dinâmica que combate febre alta ou febre crônica e persistente. Tem sabor amargo, quente e adstringente, com propriedades ativas muito fria, muito áspera, leve e dura.

Rejuvenescimento e o processo de extração da essência

O termo "rejuvenescimento" é usado na medicina tibetana para todos os processos de purificação que ao mesmo tempo contribuem para fortalecer a fertilidade e a energia vital. Por isso, esse termo também se aplica aos remédios e padrões de comportamento com efeito afrodisíaco.

A medicina tibetana considera afrodisíacas as substâncias que aceleram a produção dos fluidos regenerativos (isto é, produção de sêmen e ovulação), elevando sua quantidade e qualidade.

Os fluidos regenerativos são a última essência na cadeia dos componentes físicos. Podem ser chamados de essência das essências no plano físico. Normalmente, o processo de formação dessas essências dura cerca de seis dias, mas uma substância de efeito afrodisíaco pode acelerar esse processo para que seja completado em poucas horas (e até em uma hora, no caso de algumas substâncias). Isso não significa um aumento imediato do prazer ou da libido no sentido físico. O que acontece é uma intensificação generalizada das faculdades físicas e mentais, que pode se traduzir numa capacidade maior de concentração e numa aparência melhor do rosto. Quando esse poder é sublimado ainda mais pela meditação, pode levar a grandes progressos físicos e mentais. O procedimento é chamado de "extração da essência" e é acompanhado pela ingestão das chamadas "pílulas de extração da essência".

O consumo normal de alimentos físicos é interrompido por um período de três, seis ou doze meses. No lugar dos alimentos, tomam-se as pílulas de extração da essência todos os dias. Alguns yogues chegam a estender mais ainda o período de uso das pílulas. Evitar o consumo de alimentos tem a vantagem de que o corpo recebe só a essência pura de algumas substâncias em forma de pílulas, e além disso não precisa gastar energia para os processos de digestão.

O resultado pode ser um aumento considerável da capacidade de concentração. As técnicas de meditação relacionadas com esse processo são descritas, sobretudo, nas *Seis Yogas de Naropa*, uma doutrina secreta da filosofia tântrica de grande poder e eficácia. Esses ensinamentos também envolvem perigos, por isso só são ensinados verbalmente por professores experientes para alunos qualificados.

As pílulas tomadas no processo de "extração da essência" consistem principalmente numa grande variedade de flores. Essas flores são colhidas, postas para secar e prensadas em forma de pílula pelas regras de colheita e fabricação (ver "Observações gerais sobre coleta e mistura de substâncias medicinais" nas pp. 232ss.) com os rituais apropriados de purificação, recitação de mantras etc. As flores têm de ser totalmente puras. Ingredientes secundários das pílulas podem ser substâncias abençoadas e outras que ajudem a corrigir desequilíbrios das energias corporais.

Medidas de purificação

As medidas de purificação são uma etapa preparatória para a "extração da essência", que é um processo de longo prazo. Também são usadas contra distúrbios crônicos, doenças persistentes e outros problemas do gênero. De modo geral, as medidas de purificação duram várias semanas. A dieta alimentar é adaptada conforme o quadro clínico do paciente e deve ser seguida rigorosamente. O paciente também tem de seguir os padrões de comportamento indicados.

As ***medidas externas de purificação*** são técnicas simples como banhos e massagens com óleo, seguidas de fricção com farinha de ervilha seca. Várias substâncias, dependendo da doença do paciente, podem ser adicionadas à água do banho. As ***medidas internas de purificação*** são uma terapia interna à base de óleo (ver pp. 201ss.). Para este fim, usam-se sobretudo óleo de gergelim, manteiga clarificada e manteiga com alho. A manteiga com alho é uma mistura muito poderosa que ajuda a evitar excesso de energia *Lung* (Pneuma), elimina microrganismos e outros agentes invasores. Entre outros fins, a manteiga clarificada conserva a elasticidade da mucosa e aumenta a flexibilidade de todos os *canais* (trato gastrintestinal, artérias e veias). Outras medidas de purificação como laxantes ou enemas podem ser receitadas, dependendo das condições do paciente. Cada um desses remédios é misturado com substâncias adequadas para garantir sua máxima eficácia.

A medicina tibetana não recomenda o ***jejum*** do mesmo modo como se costuma fazer no Ocidente. Só em caso de doença aguda deve-se evitar qualquer tipo de alimento por um período de um até três dias, se necessário. Mesmo nesses casos, geralmente o paciente pode consumir água quente, caldo de carne ou mingau de arroz. O jejum aumenta a energia corporal *Lung* (Pneuma) a longo prazo. Pessoas com esse tipo de constituição física devem ter muito cuidado para jejuar. Muitas vezes, são preferíveis os chamados "***dias de descanso***", limitando a alimentação a alguns tipos de grãos torrados, legumes cozidos no vapor, mingau de arroz com gengibre ou caldo de carne. Em geral, essa prática ajuda a fortalecer o organismo de modo duradouro sem que nenhuma das energias corporais seja alterada a longo prazo.

Algumas doenças comuns e as possibilidades de influenciar seu curso pela mudança de dieta e comportamento

A medicina tibetana não oferece "receitas" únicas para o tratamento de doenças em geral, pois cada uma delas pode resultar de combinações variadas de desequilíbrios das energias corporais. Mas doenças menos graves podem ser influenciadas de maneira positiva pela mudança de hábitos alimentares e padrões de comportamento. Os conselhos abaixo são possibilidades genéricas de fortalecimento do sistema digestivo ou imunológico etc., mas não devem ser encarados como terapia ocasional. Naturalmente, toda doença "menos grave" pode ter causas mais profundas e, portanto, pode requerer o diagnóstico de um naturopata. Fique atento às suas energias corporais e tente reagir de acordo. Afinal de contas, um quarto de todas as doenças catalogadas pela medicina tibetana tem caráter leve e dispensa tratamento médico adicional.

Faringite (inflamação da garganta)

A faringite pode ser influenciada com sucesso pela mudança de hábitos alimentares e comportamentais. É um distúrbio quente, por isso deve-se dar preferência a medidas refrescantes e nutritivas. Mel ou melaço de cana dissolvido em leite morno também alivia o problema. Decocções de frutos de roseira-brava, gengibre, anis, erva-doce, cardamomo e muitas outras ervas e especiarias são úteis para fortalecimento geral do sistema imunológico. Se você preferir uma solução mais prática, compre um chá tibetano para fortalecer o sistema imunológico com uma mistura dessas ervas (além de várias outras) em proporção equilibrada.

Quando há ***sintomas intensos em decorrência de infecção gripal*** ou por motivo semelhante, você pode jejuar por um período de um até três dias e beber só água quente. Se tiver tendência para excesso de energia *Lung* (Pneuma) ou estiver muito fraco, coma também mingau de arroz quente e caldo de carne ou caldo de legumes.

Febre

A medicina tibetana distingue muitos tipos de febre, com várias causas e sintomas como dores nos membros, dor de cabeça, letargia, secura extrema da boca e das membranas mucosas etc. O fator comum é a elevação sensível da temperatura corporal. Por isso, devem-se preferir medidas refrescantes e evitar as caloríferas. Tente ficar de repouso, evite desgastes físicos e não se exponha ao calor do sol. Evite alimentos muito picantes ou condimentados. Evite também o álcool e comidas gordurosas. Coma mingau de arroz, soro de leite ou leitelho e iogurte, e beba água fresca.

Diarréia

A causa principal da diarréia é um desequilíbrio da atividade digestiva. O calor digestivo pode ser lento demais, indicando excesso de energia corporal *Péken* (Fleuma), ou há excesso de energia *Tripa* (Bile). Nos dois casos, a energia *Lung* (Pneuma) também é afetada. Quando há excesso de energia *Tripa* (Bile), a causa da diarréia pode ser uma inflamação da vesícula biliar ou excesso de calor no fígado. Seja qual for a causa, deve-se aumentar a ingestão de sais minerais, por exemplo bebendo água salgada.

Evite totalmente substâncias pouco saudáveis como café, nicotina e álcool. De modo geral, todos os tipos de diarréia são influenciados com sucesso pelo jejum. Se houver secreção de muco nas fezes ou se você tiver sensação de "pedras na barriga", deve tomar uma sopa de carne ou legumes ou uma decocção de arroz. Tente adicionar ao arroz um pouco de sal, coentro, pimenta-do-reino, gengibre e, eventualmente, um pouco de manteiga. Mantenha a região abdominal aquecida. Em alguns casos, fomentação quente (cobertor ou manta) na barriga e na cintura pode ser útil.

Quando a diarréia é causada por excesso de *Lung* (Pneuma), forma-se uma camada de espuma na superfície das fezes. Nesse caso, alimentos mornos e nutritivos como carne de sopa ou vegetais, decocções de arroz com manteiga etc. também são úteis. Além disso, você pode usar supositórios de manteiga e massagens com óleo. A diarréia causada por excesso de *Tripa* (Bile) é muito espontânea e tem cheiro bastante desagradável. Coma arroz torrado e evite temperos picantes e quentes ou alimentos semelhantes. Experimente também um pouco de leitelho ou soro de leite.

Constipação (prisão de ventre)

A constipação também pode ser causada por um excesso das três energias corporais. Um sintoma comum é o ressecamento do trato intestinal. Costuma ser causado pela falta de exercício físico e/ou musculatura fraca da parede abdominal. Quando a constipação é causada por excesso de *Lung* (Pneuma) ou *Péken* (Fleuma), a barriga fica inchada e as fezes têm uma aparência de "excremento de ovelha". Em alguns casos, é difícil eliminar os gases intestinais.

Quando a constipação é causada por excesso de *Tripa* (Bile), costuma haver dor na região abdominal. A regra básica para todos os casos é: pratique exercícios físicos regularmente. Beba grande quantidade de líquidos (em forma de decocções de gengibre quando há desequilíbrio da energia *Péken* e água fria para desequilíbrios *Tripa*). Faça várias refeições leves ao dia, por exemplo vegetais cozidos no vapor. Experimente tomar sucos de fruta fresca. Evite bananas, chocolate, alimentos gordurosos e pesados. Você também pode tentar algum tipo de limpeza intestinal.

O *PadmaLax*, remédio fabricado pela firma Padma com base na receita tibetana, pode ser usado contra constipação. Mas é importante lembrar que, o mais tardar depois de três dias de uso, deve-se consultar um terapeuta experiente para exame clínico.

Distúrbios do sono

Os distúrbios do sono mais comuns têm relação estreita com a energia corporal *Lung* (Pneuma). Mas desequilíbrios das outras duas energias corporais também podem interferir.

Os hábitos de sono são um reflexo claro do estado geral de saúde e, sobretudo, da condição dos "nervos" do paciente. Medidas mornas e pacificadoras (como massagens com óleo ou massagens leves sobre os pontos no alto do crânio e na sétima vértebra cervical, banhos quentes, arroz, caldo de carne, mel, água morna etc.) costumam ser eficazes. Uma caminhada leve antes de ir para a cama também ajuda a "descongestionar" a mente. Não coma alimentos pesados, gordurosos ou crus no jantar. Em vez disso, prefira sopas e legumes cozidos no vapor. Caso você não tenha problemas digestivos, tente beber um copo de leite morno com mel.

Inapetência

Em caso de inapetência (anorexia), leia novamente o capítulo sobre estimulação do calor digestivo (ver pp. 117ss.), pois esse problema costuma ser causado pela deficiência de calor digestivo. Sensações diferentes de sabor também podem ocorrer nesse caso. Por exemplo, quando há excesso de energia corporal *Tripa* (Bile), os alimentos podem ter sabor amargo.

A inapetência também pode ter relação com uma sensação de "estômago cheio" ou "saciedade" — tanto no sentido físico quanto emocional. Nesse caso, recomenda-se um período de tranqüilidade e purificação. Para limpeza interna, podem-se usar cálamo (planta aromática também conhecida como "ácoro"), gengibre, pimenta, cardamomo, coentro, mel, sal, melaço de cana e limão. Os chás fabricados com misturas desses ingredientes também têm efeito estimulante para a atividade digestiva. Leitelho ou soro de leite são considerados úteis. Em todos os casos, uma bebida à base de gengibre com mel ajuda a aliviar o problema.

Dores no peito

O tratamento da taquicardia e das dores no peito de origem nervosa pode ser influenciado favoravelmente pela massagem suave no meio do esterno, no dentículo superior do esterno e na sétima vértebra cervical. Muitas vezes, o problema é causado por uma doença *Lung*, por isso recomendam-se medidas de aquecimento e pacificação. Em certos casos, a causa pode ser o mau funcionamento das articulações da coluna vertebral (por exemplo, quando as pequenas articulações intermediárias estão paralisadas).

Observações finais

Todos nós podemos praticar medidas preventivas para proteger nossa saúde. Reconhecer o tipo individual de constituição física e levar um estilo de vida adequado ao tipo de constituição podem ajudar bastante nesse sentido.

A alimentação tem papel importante na vida de todos nós. É na cozinha que começa a mudança para um padrão melhor de saúde. Comece, por exemplo, fazendo um estoque nas prateleiras de sua cozinha de algumas ervas e especiarias mencionadas neste livro.

Na preparação diária dos alimentos, tente usar cada vez mais seus conhecimentos sobre a correspondência entre os elementos, propriedades ativas etc. Decocções apropriadas (chás, caldos etc.) também são uma maneira simples de cuidar da saúde. Se necessário, as misturas de chás medicinais mencionadas neste livro contribuem para uma vida saudável.

Adapte seus padrões de comportamento a seu tipo básico de constituição física e leve em conta as mudanças pessoais ao longo das estações do ano.

As possibilidades de diagnóstico explicadas aqui, como a observação da urina matinal, podem fornecer indicações importantes sobre o que acontece em seu organismo. Use essas sugestões de diagnóstico com cuidado e persistência, mas não espere resultados imediatos. Só a constância leva à cura. Em termos de aplicação geral, a medicina tibetana é uma dádiva maravilhosa para todos os seres humanos. Para o tratamento específico de uma doença sob a orientação de um médico tibetano experiente, ela se torna uma verdadeira bênção.

Teste rápido para identificar o tipo básico de constituição física

Para se orientar mais facilmente, calcule sua pontuação referente a cada item nos dois testes abaixo. O primeiro teste ajuda você a determinar suas características fundamentais, ou seja, seu tipo básico de constituição física. O segundo serve para determinar possíveis desequilíbrios de suas energias corporais. Alguns itens permitem mais de uma resposta (por exemplo, uma pessoa pode viver num lugar ao mesmo tempo ventoso *e* quente etc.).

Calcule:
3 pontos para ocorrência muito freqüente e/ou concordância total
2 pontos para ocorrência freqüente
1 ponto para ocorrência pouco freqüente
0 pontos para nenhuma ocorrência

Teste 1: Tipo básico de constituição física

		***Lung* (Pneuma)**	***Tripa* (Bile)**	***Péken* (Fleuma)**
1)	Idade:	Acima de 60 anos	De 15 a 60 anos	Até 15 anos
2)	Altura: (mulheres)	Acima de 1,80 m	De 1,60 a 1,80 m	Até 1,60 m
	Altura: (homens)	Acima de 1,85 m	De 1,70 a 1,85 m	Até 1,70 m
3)	Constituição física:	Esbelto, com ossos finos (pode ter postura curvada para a frente)	Atlético, muscular	Sólido, forte, atarracado (pode ter tendência ao excesso de peso)
4)	Área residencial	Montanhosa/fria, Ventosa/tempestuosa	Quente (seca)	Úmida/abafada
Padrões de comportamento:				
5)	Sono:	Sono leve, tendência para a insônia	Nenhum problema de sono	Sono profundo, dificuldade para acordar, excesso de sono

6)	Disposição:	Tendência para a preocupação e os temores	Irrita-se facilmente, irascível	Tendência para a apatia
7)	Caráter:	Espontâneo	Impaciente	Muito paciente
8)	Fala:	Tendência a falar demais	Exalta-se durante a conversa	Tendência à desatenção
9)	Voz:	Aguda, fina	Clara	De som agradável, profunda
10)	Pele:	Fina, seca, com sulcos, áspera, fria	Úmida, morna, com manchas ou sardas	De poros largos, úmida, fria, macia
11)	Transpiração:	Pouca transpiração, sem cheiro	Muita transpiração, com cheiro intenso	Transpiração média, com pouco cheiro
12)	Atividade:	Muito ativo, rápido	Motivado, sempre perseguindo objetivos	Atividade lenta, sem correr riscos
13)	Medo de:	Vento/frio; gosta de calor e aconchego	Calor muito forte / luz do sol	Ambientes úmidos e frios / gosta de aconchego
14)	Sexualidade:	O grau de desejo sexual varia muito	Desejo apaixonado e dominante	Tendência a sentir pouco desejo, mas num grau constante
15)	*Hobbies*:	Atividades artísticas, dança	Esportes competitivos, caça	Ócio, leitura, caminhadas e passeios

Cálculo da pontuação:

A energia corporal com o maior número de pontos é sua energia constitucional predominante, isto é, seu tipo básico de constituição física. Tipos mistos de constituição são possíveis a partir de qualquer combinação de energias. Esse teste contém uma avaliação resumida. Para mais informações, consulte as seções correspondentes deste livro, especialmente os capítulos sobre padrões de comportamento e hábitos alimentares e sobre diagnóstico do pulso e da urina.

Teste 2:
Possível desequilíbrio das energias corporais

	Lung (Pneuma)	*Tripa* (Bile)	*Péken* (Fleuma)
Atividades antes da ocorrência dos sintomas etc.:			
1)	Exposição ao vento ou ao frio	Exposição ao calor	Exposição à umidade
2)	Atividade mental intensa ou televisão/computador	Atividade física intensa ou esportes	Pouca atividade ou exercício físico
Alimentos consumidos antes do problema:			
3)	Alimentos leves e frescos	Alimentos quentes ou álcool	Alimentos pesados e oleosos ou gordurosos
Região em que ocorrem as dores:			
4)	Quadris	Dor de cabeça	Sensação de peso na região abdominal
5)	Região lombar/ região dos rins	Dores agudas na parte superior do corpo	Distúrbios digestivos/ Flatulência (gases)
6)	Bocejos, hábito de estirar-se, calafrios	Sabor amargo na boca	Dificuldade para sentir o sabor dos alimentos
7)	Instabilidade mental/nervosismo/ tiques musculares	Situações de *stress* ou pressão	Sensação de peso no corpo e na mente
Sabores preferidos:			
8)	Doce Azedo Amargo Picante	Doce Amargo Adstringente Fresco	Picante Azedo Adstringente Áspero
Todos os sintomas pioram:			
9)	Pela manhã	À tarde	À noite
Todos os sintomas pioram:			
10)	Quando a pessoa sente fome	Durante a digestão	1 hora depois das refeições
Todos os sintomas melhoram quando:			
11)	Os alimentos são quentes e oleosos	Os alimentos são frios	Os alimentos são quentes
12)	O ambiente é morno e aconchegante, com conversa calma e agradável	O ambiente é fresco	O ambiente é aquecido

Cálculo da pontuação:

A energia corporal com o maior número de pontos indica excesso. Todo excesso de uma energia prejudica ou obstrui as outras. Para mais detalhes sobre as energias corporais, inclusive demais características, sintomas etc., leia os capítulos correspondentes (sobre padrões de comportamento e hábitos alimentares e sobre diagnóstico do pulso e da urina). As possibilidades de influenciar positivamente um desequilíbrio das energias corporais podem ser encontradas, sobretudo, no capítulo sobre padrões de comportamento e hábitos alimentares (ver pp. 101ss.)

BIBLIOGRAFIA SELECIONADA

Arya, P. Y. (1998): *Dictionary of Tibetan Materia Medica*. Nova Delhi: Motilal Banarsidass.

Badmajeff, W. (1994): *Lung-Tripa-Bakan*. Ulm: Fabri.

Birnbaum R., Eaton J., Blofeld C. (1980). *The Healing Buddha*. Boston: Shambala.

Clark, B. (1995): *The Quintessence Tantras of Tibetan Medicine*. Ithaca, Nova York: Snow Lion Publications.

Clifford, T. (1984): *Tibetan Buddhist Medicine and Psychiatry (The Diamond Healing)*. York Beach, ME: Samuel Weiser.

Cornu, P. (1997): *Tibetan Astrology*. Boston & Londres: Shambala.

Donden, Y. (1986): *Health through Balance*. Ithaca, Nova York: Snow Lion Publications.

Donden, Y. e Kelsang, J. (1983): *The Ambrosia Heart Tantra*. Dharamsala: Library of Tibetan Works and Archives.

Dummer, T. (1988): *Tibetan Medicine and Other Holistic Health-Care Systems*. Nova Delhi: Paljor Publications.

Finck, E. (1988): *Studies in Tibetan Medicine*. Ithaca, Nova York: Snow Lion Publications.

Meyer, F. (org.) (1992): *Tibetan Medical Paintings. Illustrations to the Blue Beryl Treatise of Samgye Gyamtso (1653-1705)*. Londres: Harry N. Abrams.

Sogyal Rinpoche (1992): *The Tibetan Book of Living and Dying*. San Francisco: Harper Collins.

Tarthang, T. (1978): *Kum Nye Relaxation*. Dharma Publishing. [*Kum Nye: Técnicas de Relaxamento (2 Vols.)*, publicado pela Editora Pensamento, São Paulo, 1984.]

Thurman, R. F. (trad.) (1994): *The Tibetan Book of Dead*. Nova York: Bantam Doubleday Dell Publications.

Tibetan Medicine, Séries 1-9 (1980-1985). Dharamsala: Library of Tibetan Works and Archives.

Trungpa, C. (1981): *Journey without Goal*. Boulder & Londres: Prajna Press.

Tsarong, T. J. (1994): *Tibetan Medicinal Plants*. Kalimpong: Tibetan Medical Publications.